Annemarie Zobernig

# RÄUCHERN FÜR DIE SEELE

Haben Sie Fragen an den Mankau Verlag?
Anregungen zum Buch?
Erfahrungen, die Sie mit anderen teilen möchten?

Besuchen Sie unsere
sozialen Netzwerke:
www.mankau-verlag.de/forum

mankau

# Impressum

Bibliografische Information der Deutschen Nationalbibliothek
Die Deutsche Nationalbibliothek verzeichnet diese Publikation in der Deutschen Nationalbibliografie; detaillierte bibliografische Daten sind im Internet über http://dnb.d-nb.de abrufbar.

Annemarie Zobernig
**Räuchern für die Seele.** Energien reinigen, harmonisieren und stärken
**Kompakt-Ratgeber**
ISBN 978-3-86374-535-6
5. Auflage 2026 (1[19] · 2[20] · 3[22] · 4[24])

Mankau Verlag GmbH
Pfarrgasse 1, D-82497 Unterammergau
kontakt@mankau-verlag.de
Im Netz: www.mankau-verlag.de
Soziale Netzwerke: www.mankau-verlag.de/forum

*Redaktion:* Tanja Braune, Redaktionsbüro »Die Schnatterei«
*Lektorat:* Redaktionsbüro Julia Feldbaum, Augsburg
*Endkorrektorat:* Susanne Langer-Joffroy M. A., Germering
*Cover/Umschlag:* Andrea Barth, Guter Punkt GmbH & Co. KG, München
*Layout:* X-Design, München
*Satz und Gestaltung:* lydiakuehn.de, Aix-en-Provence, Frankreich
*Energ. Beratung:* Gerhard Albustin, Raum & Form, Winhöring

*Bildnachweis:* Alle Fotos © **Annemarie Zobernig**; außer
S. 54/55: © **Gerda Eichholzer,** S. 96: © **karo_s – stock.adobe.com,**
S. 108: © **Idelfoto – stock.adobe.com**, S. 118: © **Coprid – stock.adobe.com,**
S. 119: © **Dmytro Synelnychenko – stock.adobe.com**

MIX
Papier | Fördert gute Waldnutzung
FSC® C110508
FSC www.fsc.org

*Druck:* Westermann Druck Zwickau GmbH,
Zwickau/Sachsen

**Hinweis für die Leser:** Die Autorin hat bei der Erstellung dieses Buches Informationen und Ratschläge mit Sorgfalt recherchiert und geprüft, dennoch erfolgen alle Angaben ohne Gewähr. Verlag und Autorin können keinerlei Haftung für etwaige Schäden oder Nachteile übernehmen, die sich aus der praktischen Umsetzung der in diesem Buch vorgestellten Anwendungen ergeben. Bitte respektieren Sie die Grenzen der Selbstbehandlung und suchen Sie bei Erkrankungen einen erfahrenen Arzt oder Heilpraktiker auf.

Aus Gründen der Lesbarkeit wird in diesem Buch darauf verzichtet, geschlechtsspezifische Formulierungen zu verwenden. Soweit personenbezogene Bezeichnungen angeführt sind, beziehen sie sich auf Männer, Frauen und das dritte Geschlecht in gleicher Weise.

# Vorwort

Liebe duftbegeisterte Seele,
seit über zwanzig Jahren entzünde, schüre und hüte ich das Feuer für das Räuchern. Es ist meine brennende Leidenschaft, Beruf und Berufung. Bisher habe ich meine Erfahrungen in traditioneller Räuchermanier weitergegeben: mündlich und »der Nase nach« bei meinen Duftklang-Seminaren. Sie in ein Buch fließen zu lassen ist neu – leider duften die Seiten nicht. Ich hoffe, dass der Funke der Begeisterung dennoch auf dich überspringt! Lass dich inspirieren und die Seele baumeln. Ganz gleich, ob du »neu« bist in der Welt des Räucherns oder schon viele Erfahrungen gesammelt hast: Mehr als sechzig Pflanzen erzählen, was sie beim Räuchern für dich tun können. Die »Energiearbeit des Räucherns« wird in der Indigo-Methode einfach und nachvollziehbar erklärt. Am Feuer und beim Räuchern lernt man einander kennen, kann Freundschaften schließen oder erneuern: mit der Natur, mit anderen Menschen und mit sich selbst. Darum spreche ich dich mit einem achtsamen »Du« an.

Ich wünsche dir viel Freude beim Räuchern für deine Seele und viele duftende Erfahrungen!

Herzlich,
Annemarie

# Inhalt

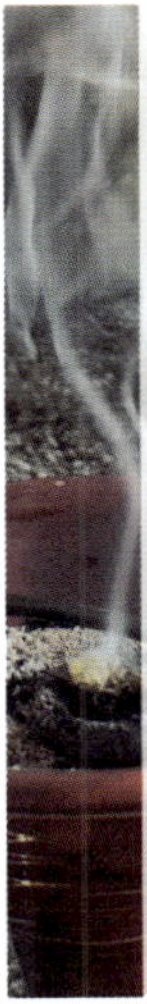



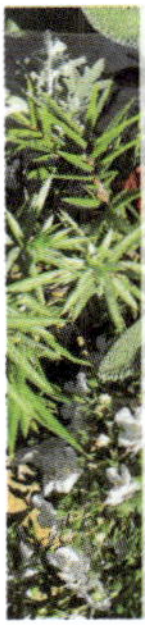

# Es riecht nach Leben

Die Sonne blinzelt ins Zimmer und kitzelt mich an der kleinen Kindernase. Schnell angezogen, und schon renne ich barfuß aus dem Haus. Auf dem schmalen Pfad zwischen den Bäumen atme ich den würzigen Duft des Waldbodens tief ein. Jeder Schritt ist ein Luftsprung, und mit einem Satz über die Böschung lande ich im weichen Sand und im frischen Atem des Flusses. Es riecht nach Leben!

## Die Natur: Spielplatz der Seele

Wiese und Wald, Fluss und Berge waren mein Kindergarten. Auf den Feldern, Bauernhöfen und in den Obstgärten meines Heimatdorfes Strettweg und im Küchengarten meiner Mutter lernte ich, dass unser Leben ein Säen und Ernten ist. Ganz einfach im Dabeisein und Mithelfen. Der Geruch des Stalls war mir ebenso Heimat wie der Duft frisch gepflückter Äpfel oder des Heus, das in der Sonne trocknete. Mit meinem Vater durchstreifte ich die Wälder und lernte die wichtigsten Pflanzen und ihre nützlichen Eigenschaften kennen. Nie kamen wir mit leeren Händen heim. Wir verarbeiteten unsere Schätze zu köstlichen Gerichten: Löwenzahn- und Bachkresse für den Salat, Himbeeren und Heidelbeeren wurden eingekocht, Haselnüsse und Pilze für den Winter getrocknet. Die selbst gebundenen Kräutersträuße zu Ostern und zu Johanni, das Schnitzen des Weiden-Maipfeiferls oder das Ausräuchern zu Weihnachten ließen mein Jahr im Rhythmus der Natur dahinfließen. Im Feiern der Jahresfeste lehrte mein Vater mich die Verbindung zwischen den Pflanzen, dem uralten Brauchtum unserer Vorfahren und den Traditionen christlicher Feste. Alltäglich war für uns sechs Kinder auch die Behandlung kleiner Wehwehchen mit Heilmitteln der Natur: Arnikaschnaps und Ringelblumensalbe für die aufgeschlagenen Knie, süßer Huflattichhonig bei Halsschmerzen und Lindenblütentee, um das Fieber rauszuschwitzen. Nicht zu vergessen, der Wiesenblumenstrauß, der bunt blühend um Vergebung für kleine Vergehen bat oder einfach sagte: Danke, Mutti, ich liebe dich!

## Wie Phönix aus der Asche

Beim Älterwerden trat diese Naturverbundenheit vorerst in den Hintergrund. Ich befand mich auf der Suche danach, wer ich war und wo ich hingehörte – bis ich Ende zwanzig an einem Tiefpunkt angekommen war: geschieden, beruflich unzufrieden und x-mal umgezogen. Bei einem Trommel- und Selbsterfahrungsseminar wurde auch geräuchert, und da gab es dieses Räucherwerk namens »Schutzengel«. Es war die Wiederbegegnung mit einem alten Freund – einem Duft meiner Kindheit und dem Gefühl, »zu Hause zu sein«! Ich lernte kurz darauf den Hersteller dieser Kostbarkeit kennen, Egon Pobuda, und ich verbrachte die nächsten Jahre damit, das Räucherhandwerk von der Pike auf zu erlernen.

Ich begann, mich selbst darin völlig neu zu entdecken. Das Räuchern ist nun seit 1998 mein Beruf und meine Berufung. Ich staune täglich, wie es die Menschen und ihre Lebensräume bis ins tiefste Innere berührt. Beim Erforschen des Räucherns in den alten Ritualen, beim Erkunden der Pflanzenwelt, durch die professionelle Räucherarbeit im Team mit meinen Kollegen Egon und Regina, beim Austausch mit anderen Berufszweigen – mit Medizinern oder Therapeuten – und beim Räuchern für Menschen, Tiere und Räume zeigten sich unterschiedliche Methoden. Jede dieser Räuchertechniken hat ihre Berechtigung – es gilt, nicht zu werten oder zu urteilen, sondern das Individuelle an jeder Methode zu würdigen und das Gemeinsame, das Verbindende darin zu finden.

## Räuchern für die Seele

Dieses Buch entstand, damit du den passenden Weg für dich entdecken kannst. Dem Herzen folgend – und immer der Nase nach!

Seele ist ewig, sie ist pure Liebe, ein Funken göttlicher Kraft. DU BIST SEELE! Um auf dieser Welt leben und lernen zu können, braucht die Seele unterschiedlich schwingende »Hüllen«, wie den Körper, Gefühle und den Verstand. Jeder Ort, jeder Raum schwingt ebenfalls auf unterschiedlichen Ebenen und wirkt so auf uns ein. Räuchern für die Seele bedeutet, Energien in diesen Hüllen und Ebenen zu lösen, zu harmonisieren, sie wieder neu aufzubauen. So kann das Räuchern Nahrung für die Seele sein!

## ACHTSAMKEITSHINWEIS

Ich habe dieses Buch nach bestem Wissen und Gewissen aufbauend auf meinen langjährigen Erfahrungen geschrieben. Dennoch darf das Räuchern, nach heutiger Definition, nicht als Heilweise bezeichnet werden. Es ersetzt keinesfalls eine medizinische Behandlung durch kompetente Ärzte oder professionelle Therapeuten, weder für Menschen noch für Tiere! Räuchern kann duftend zum Wohlbefinden beitragen und die mit der Heilung verbundenen seelischen Prozesse von innen heraus begleiten.

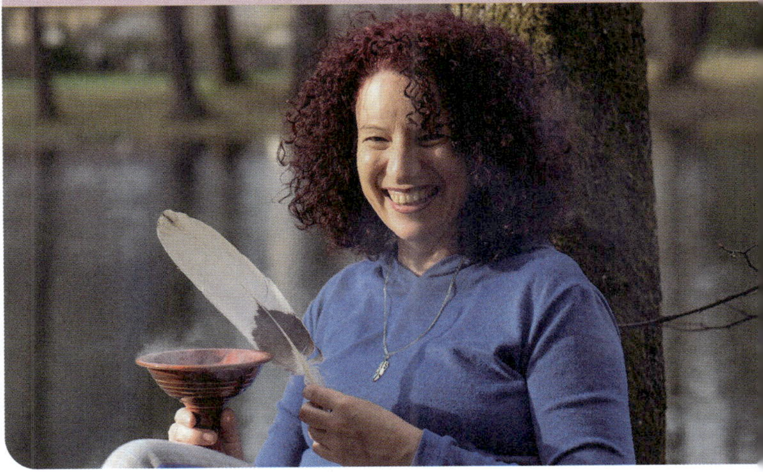

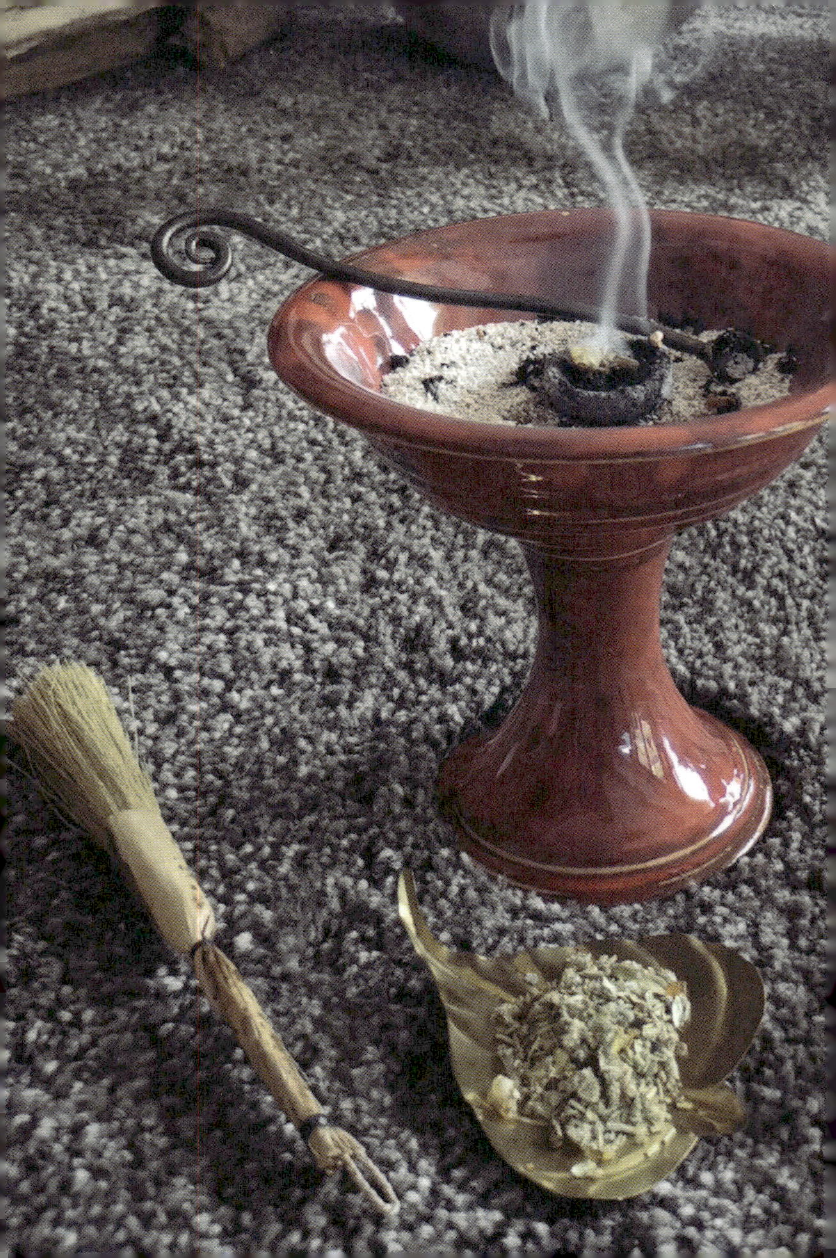

# Räuchern – Wohltat für Mensch, Tier und Raum

Die Kräfte der Pflanzen, die sanften Düfte der Natur können Mensch und Tier Gutes tun und Räume harmonisieren. Mit körperlich wahrnehmbarer Wirkung und inspirierenden Impulsen für die Seele.

# Die Geschichte des Räucherns

Nehmen wir gemeinsam die Duftspur des Räucherns auf: von den Ursprüngen an den Feuerstellen der Frühzeit bis hinein in unsere Wohn- und Arbeitsräume. Am Anfang war das Feuer – und gleich darauf folgte auch sein Duft. Das Räuchern begleitet die Geschichte der Menschheit von Anbeginn. Es ist überall auf der Welt beheimatet und – wie eine kostbare, duftende Schatzkiste – gefüllt mit dem Wissen der Völker über ihre Pflanzen und deren Wirk- und Heilkräfte, ihre Geschichte und Traditionen, ihre Spiritualität und ihre Auffassung vom Sinn des Lebens. Die tiefsten Geheimnisse eines Volkes wurden am Feuer überliefert, lange noch, bevor es schriftliche Aufzeichnungen gab: lebendig, in bildreichen Geschichten, alle Sinne berührend, bis jedem vor Staunen der Mund offen stand. Das war Lernen durch Erleben.

## Urzeit der Menschheit: Feuer und Flamme

Für Jahrmillionen waren alle Lebewesen einzig dem Rhythmus von Tag und Nacht unterworfen, von Hitze und Kälte, den Jahreszeiten. Vor etwa 1,5 bis 1 Millionen Jahren begann der Homo erectus, natürlich entstandenes Feuer für sein Überleben zu nutzen. Aber erst vor etwa 400 000 Jahren lernten die Menschen, es auch selbst zu entfachen. Das Feuer schenkte Wärme und Geborgenheit, Schutz vor wilden Tieren und bekömmlichere Nahrung – es sicherte so das Überleben.

SEELEN FUNKE

### ENTDECKE DAS FEUER IN DIR

Entzünde von Zeit zu Zeit in sicherem Rahmen ein Feuer. Im Flammenspiel eines Kaminfeuers können Alltagssorgen verblassen; genieße bei Kerzenschein ein romantisches Essen oder eine beruhigende Meditation; schaffe Raum für eine Pause durch ein Räucherritual, oder spüre die Urkraft der Natur am Lagerfeuer. Entdecke so das Feuer in dir, und genieße den Duft unterschiedlicher Zweige und Hölzer, die du ins Feuer gibst. Es verwandelt, nährt und wärmt. Es führt dich zu deinem Innersten – zu deinem Seelenfeuer.

## Altsteinzeit: Überleben der Nase nach

Die sensiblen Nasen der Frühmenschen warnten vor Wetterwechsel, wilden Tieren oder unverträglicher Nahrung – bis heute dient der Geruchssinn als Warnsinn. Jede Pflanze musste auf Genießbarkeit erprobt werden, und es wurden dabei auch die aromatischen Hölzer, Harze, Wurzeln und Kräuter entdeckt. Der Duft der Pflanzen wurde eingeatmet, in der Erinnerung abgespeichert und, wie alle Düfte, mit unserer archetypischen Bilder- und Gefühlswelt verknüpft. Man kannte den Geruch seiner Höhle – und konnte ihn nun selbst gestalten und verändern. Paläontologische Forschungen zeigen, dass in der Zeit der Neandertaler, zwischen 90 000 und 35 000 v. Chr., bereits Räucherrituale bekannt waren.

SEELEN FUNKE

## EIN SICHERES ZUHAUSE

Probiere beim Räuchern, wie es in den Behausungen der frühen Menschen duftete: nach schützendem Wacholderholz, erfrischendem Tannenharz, stärkender Kiefernrinde oder mutmachenden Lärchennadeln. Und wenn du das nächste Mal dein Zuhause betrittst: Wie nimmst du den »Duft deiner Höhle« wahr? Wie riecht dein Zuhause?

## Jungsteinzeit: Sichtbares und Unsichtbares

Die Fertigkeiten der Menschen im Kampf ums Überleben nahmen zu. Sie hüteten das Feuer, entwickelten Werkzeuge, Kleidung aus Tierfellen und sammelten Wissen um die Nutzung von Pflanzen. Langsam wurden unsere Vorfahren sesshaft. Das Räuchern entwickelte sich, ähnlich wie die verfeinerte Zubereitung der Nahrung, weg von Einzelstoffen hin zu balsamischen Duftmischungen. Der Mensch verehrte mit Ritualen und Düften die Verbindung zwischen der sichtbaren Natur und den unsichtbaren Götterwelten. Von etwa 7200 v. Chr. stammen Funde von »Räucherkuchen« aus der Region des heutigen Dänemarks und Schwedens. Schamanen versetzten sich mit halluzinogenen und psychoaktiven Pflanzen wie Alraune, Bilsenkraut oder Stechapfel in Trance und visionäre Zustände.

SEELEN FUNKE

### REISE ZU DIR SELBST

Jede Räucherung öffnet die Tore für innere Erfahrungen. Es ist unnötig, sie mit halluzinogenen Pflanzen aufzureißen. Schließe bei jeder Räucherung die Augen, richte die Aufmerksamkeit auf den Punkt zwischen deinen Augenbrauen (dort befindet sich das dritte Auge), und stelle dir vor, wie sich eine Tür öffnet und deine Reise nach innen beginnt!

## Kelten und Germanen: Rhythmus des Lebens

Die ersten Nordeuropäer beobachteten den Lauf von Sonne und Mond bei Externsteinen und Felsheiligtümern, errichteten als Erste Kalender-Steinkreise, und Dolmenreihen, und Kult- und Opferstätten entstanden – überall dort ging Rauch auf. Pflanzen wurden nicht als bloße Träger von Wirkstoffen gesehen, sondern galten als beseelte Wesen mit heilenden und heiligen Kräften. Alles in der Natur war von Elementarwesen belebt: die Bäume und Blumen von Elfen und Gnomen, die Steine und Berge von Zwergen und Riesen, die Gewässer von Nixen und Wassermännern, die Luft von Sylphen, das Feuer von Drachen und Salamandern. Druiden waren die alten Weisen, denen wir unsere traditionellen Feste zu Ehren von Sonne, Mond und Erde verdanken. Als heilige Pflanzen galten die Mistel und die Eiche, beliebt waren auch Alantwurzel, Beifuß- und Johanniskraut.

SEELEN FUNKE

## NUTZE DIE KRAFT DER BÄUME

Nimm Platz bei einer Eiche oder unter einem Baum mit einer Mistel. Räuchere getrocknete Eichenrinde oder die Blätter der Mistel, und tauche in die Welt der Druiden ein. Vielleicht begegnet dir eines der Elementarwesen, versteckt in einer knorrigen Wurzel, in den vorüberziehenden Wolken oder in den Wellen eines Baches.

## Hochkulturen: Tempelbauer für die Götter

War es vielleicht sogar der balsamische Duft heiliger Hölzer und Harze, der den Geist des Menschen für Schrift, Städtebau, Politik, Handel, Kunst, Wissenschaft, Kultur und Religion öffnete? Die größten Tempel der Menschheit wurden seit ca. 4000 v. Chr. dort gebaut, wo auch die wertvollsten Duftstoffe der Welt herkommen. Die Räucherstoffe der Hochkulturen wurden meist zu kostbaren Mischungen, wie zum ägyptischen Kyphi, verarbeitet und in großen Mengen den Göttern geopfert. Die kostbaren Mischungen dienten der Erbauung der Priester und Pharaonen – die kraftvollen Harze der Gesunderhaltung, Beruhigung und dem Erstarken des Volkes. Weihrauch ist der Sammelbegriff für die Harze tropischer und subtropischer Balsambaumgewächse *(Burseraceae)*. Der klebrige Saft wurde und wird durch das Einritzen der kostbaren Bäume gewonnen. Den uns vertrauten

Weihrauchgeruch liefert der Weihrauchstrauch *(Boswellia sacra)* aus den kargen Gebieten Afrikas, Arabiens und Indiens.

Einige der bekanntesten Räucherstoffe der Tempelbauer:

**Ägypten – Welt der Pharaonen:**
Weihrauch, Myrrhe, Opoponax

**Mesopotamien – versunkener Garten Eden:**
Zeder, Zistrose, Galbanum

**Arabien – Zauber des Orients:**
Weihrauch, Myrrhe, Rose, Styrax

**Indien – Paradies der Gewürze:**
Sandelholz, Dammarharz, Zimt, Nelke

**Südamerika – Inkas, Mayas und Azteken:**
Copalharz, Palo Santo, Tonkabohne, Eukalyptus

SEELEN FUNKE

## BAU DIR EINEN TEMPEL

Wähle einen Duft der Tempelbauer einer Kultur, die dich besonders anzieht. Räuchere ihn in Stille während eines Gebetes oder einer Meditation. Genieße die heilige, heilsame Zeit, und mache damit einen Stuhl, eine schöne Ecke, einen Meditationsplatz in deinem Zuhause zu deinem persönlichen Tempel.

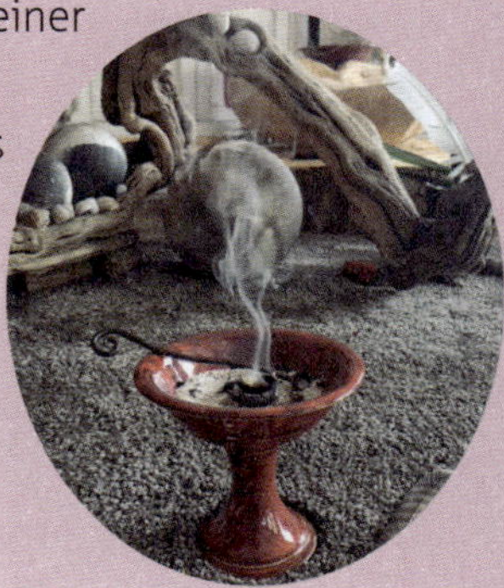

## Kultur des Ostens: Weg des Duftes

Weit im Osten gelegen blieb Japan für uns lange Zeit unentdeckt und somit auch seine Räuchertradition. Erst etwa Mitte des 6. Jahrhunderts kam das Räuchern von China nach Japan, und im japanischen Zen-Buddhismus entwickelte sich die wohl detailreichste und feinste Art des Räucherns: die Kunst des sogenannten »Koh-Doh« (»der Weg des Duftes«), bei dem man sich über den Geruchssinn bewusst und meditativ ins Hier und Jetzt versenkt.

**Japanische Räucherstoffe:** Sandelholz, Elemi, Jasmin

SEELEN FUNKE

### SPIEL MIT DEM RAUCH

Nimm dir Zeit für ein kreatives Duftspiel nach japanischer Art: Reiche einen Räucherduft in eine Runde aus Familienmitgliedern oder Freunden. Ein Spieler beginnt eine Geschichte mit einem bildreichen Satz, zu dem ihn der Duft inspiriert. Der nächste setzt die Geschichte fort, und so geht es weiter und weiter …

## Bedrohte Kulturen in West und Ost

Viele Völker pflegten ihre eigenen Bräuche in farbenfrohen Zeremonien und mit uralten Räuchertraditionen, wie zum Beispiel die Ureinwohner Nordamerikas oder die Bergvölker des Himalaja.

## Native Americans

Die indigenen Völker Nordamerikas lebten (und leben) in tiefer Achtsamkeit mit der Natur. Sie sprechen mit den Geistern ihrer Ahnen, der Tiere und der Pflanzen, sind verbunden mit Mutter Erde und dem göttlichen Spirit. Räuchern ist wichtiger Teil ihrer Tradition und wird bei Friedenszeremonien (»Friedenspfeife«), bei der Visionssuche und Krafttier-Reisen, zur Vorbereitung auf die Jagd oder den Kampf, bei reinigenden Schwitzhütten- und Heilzeremonien und Lebensfesten eingesetzt.

**Düfte der Native Americans:** Weißer Salbei (Smudge Sticks – Räucherbündel), Wacholder, Beifuß, Tabak

SEELEN FUNKE

### (BE)SUCHE DEIN KRAFTTIER

Räuchere an einem kraftvollen Platz in der Natur mit einem Smudge Stick aus Salbei oder Beifuß. Schließe die Augen, und öffne dich im Inneren dafür, dass sich dein Krafttier zeigt. Es kann dir in einer Vision oder auch im Außen begegnen. Klein oder groß – Krafttiere stehen für Emotionen, Antriebskraft, zu entwickelnde Charakterstärken oder für seelisches Potenzial.

## Tibet und Nepal

Am Dach der Welt zu überleben funktioniert nur mit größter Ausdauer, im Zusammenhalt der Familie und in Verbundenheit mit der kargen Natur. Da braucht es fleißige Hände, ein offenes Herz, Humor, Freundlichkeit und tiefe Gespräche mit Gott. Die Räucherstoffe, die bei Gebetsmühlen, Wegmarken und auf Passübergängen am »Dach der Welt« verräuchert werden, bieten, ähnlich wie bei uns die Stationen der »Kreuzwege«, die Gelegenheit, im harten Alltag und auf schwierigen Wegen im Gebirge innezuhalten, Atem zu holen, um Schutz und Segen zu bitten und in Gebet und Meditation die Verbindung zur göttlichen Kraft zu pflegen.

**Räucherstoffe des Himalaja:** Narde, Sal-Harz, Galgantwurzel, Räucherschnüre mit Himalaja-Salbei, handgedrehte Räucherstäbchen, Tibetischer Beifuß »Ganden Khämpa«, Wacholder

SEELEN FUNKE

### RÄUCHERSTÄBCHEN, SELBST GEMACHT

Mache dir eigene »Räucherstäbchen« aus den Stängeln von getrocknetem Lavendel, Salbei, Schafgarbe oder Johanniskraut, die nach dem Abrebeln der Kräuter sonst oft weggeworfen werden.

## Antike: Die Düfte beflügeln den Geist

Die reichen Mittelmeerländer waren durch ihr Klima mit heilkräftigen Kräutern voller ätherischer Öle gesegnet: stärkender Rosmarin, wohlschmeckender Oregano, erfrischender Salbei und würziger Thymian. Lorbeer schmückte die Sieger Roms und Myrte das Haar griechischer Bräute. Die kostbarsten Harze des Orients wurden über den Seeweg gehandelt. Mastix, das Harz des Pistazienbaumes, wurde geräuchert und in der Zahnpflege und Kosmetik geschätzt. Die Psychologie der Düfte wurde von den Minoern, Griechen und Römern entdeckt. Die Schwefeldämpfe beim Heiligtum von Delphi dienten den Priesterinnen für ihr Orakel und Weissagungen. Dichter und Denker fanden Inspiration in den Wohlgerüchen, und die genussfreudigen Römer schwelgten darin bei rauschenden Festen.

**Düfte der Griechen:** Iriswurzel, Lorbeerblätter, fossiles Bernsteinharz, Mastixharz, Salbei, Piniennadeln und Pinienharz

**Düfte der Minoer auf Kreta:** Zistrose, Koriander, Majoran, Kamille

**Düfte der Römer:** Kamille, Oregano, Lavendel

SEELEN FUNKE

## HELDENREISE

Räuchere zerkleinerte Lorbeerblätter, um dich wie ein römischer Sieger zu fühlen, und wirf dich in Pose. Lass sanften Lavendelduft deinen Geist klären und erhellen, oder bade im sinnlichen Duft des Zistrosenharzes »Labdanum«, und begib dich auf eine innere Heldenreise.

## Mittelalter: Kirche, Pest und Klostergarten

Durch die Kreuzzüge kamen die Harze und Duftpflanzen aus dem Heiligen Land nach Mittel- und Nordeuropa. Die edlen Düfte waren den Königshäusern und dem Klerus vorbehalten. Das Volk musste sich mit den heimischen Harzen von Fichte, Tanne, Zirbe und Wacholder behelfen, die – mit Kräutern wie Beifuß, Johanniskraut, Mädesüß, Königskerze oder Alantwurzel vermengt – in der Kirche geweiht und so als »Weihrauch« in Haus und Stall verräuchert wurden.

Das alte Pflanzenwissen wurde während der Hexenverfolgungen nahezu ausgemerzt und musste der neuen Religion weichen. Dennoch suchten die Menschen bei Epidemien wie Pest oder Cholera Hilfe und Schutz im Duft von Wacholder, Baldrian, Pfefferminze, Kamille oder Kampfer. Hildegard von Bingen, Paracelsus, Dr. Samuel Hahnemann und Pfarrer Kneipp begleiteten das Räuchern aus dem Mittelalter in die Medizin unserer Zeit.

## Heute: Zwischen Tradition und Esoterik

Bei uns im Dorf wurden Haus und Stall jedes Jahr zu Weihnachten mit Myrrhe und Weihrauch oder selbst gemachten »Aflkerzen« aus Fichtenharz, Kräutern und Heublumen traditionell ausgeräuchert. Am Dreikönigstag kamen die Sternsinger mit Weihrauch und Segensliedern ins Haus, und wenn ein Gewitter nahte, warf meine Mutter getrocknete Weidenkätzchen und Buchsbaumzweige vom Osterbuschen ins Herdfeuer.

Heute sind Räuchernde überall zu finden: daheim, um in der Familie und Beziehung Positives zu bewirken, in Schulen, um das Lehren, Lernen und das Miteinander zu unterstützen. In Pflegeeinrichtungen und Krankenhäusern, um Helfenden und Hilfsbedürftigen mehr Kraft zu geben. In Büros und Betrieben, um dem Arbeitsleben besser gewachsen zu sein. In Hotels, um das Wohlbefinden der Gäste zu fördern. Am Bauernhof, im Stall, in Tierarztpraxen, Seminarhäusern, in Kirchen und Tempeln und zur Unterstützung in allen Lebenslagen. Der Beruf des Räuchermeisters, den es einst im alten Ägypten gab, etabliert sich heute langsam wieder.

Leider ist der Begriff Esoterik heute sehr umstritten, wir dürfen uns aber daran erinnern, dass die Geheimwissenschaften die Vorläufer unserer heutigen Wissenschaften sind. Natürlich gibt es hier wie da »schwarze Schafe«, deswegen ist es uns beim Räuchern besonders wichtig, eine Verbindung zwischen Tradition, esoterischer Energiearbeit und moderner Wissenschaft zu schaffen.

SEELEN FUNKE

## URLAUB FÜR DIE SEELE

Zu welchem Land fühlst du dich besonders hingezogen? Verwende die Räucherdüfte dieses Landes als Reiseleiter. Lass dich von Gewürzen, Speisen, Aromen, Farben und Klängen des Landes inspirieren.

# Das Riechen – Wissenswertes aus der Forschung

Das Riechen kam aus dem Wasser, aus den Tiefen des Urmeeres, der Dunkelheit und Stille. Die ersten Lebewesen nutzten das Wasser, um chemische Botschaften auszusenden, die nur durch die passenden Sensoren von ihresgleichen aufgenommen und verstanden wurden.
So fanden sie Nahrung, erkannten Feinde und konnten sich fortpflanzen. Die meisten dieser Rezeptoren sind unverändert und wurden an die Säugetiere und an den Menschen weitervererbt.
Als dieses Leben an Land ging, wurde die Luft zum Träger der Duftmoleküle. Um herbeigewehte Informationen auffangen zu können, entwickelten sich spezielle vorstehende Organe: die Nasen. Das Vorderhirn war lange Zeit nur für das Riechen zuständig gewesen. Als mehr Reize von Augen und Ohren verarbeitet werden mussten, verlagerte es sich nach hinten und wurde zum Riechkolben *(Bulbus olfactorius)*. Die explodierende Geruchsvielfalt musste abgetastet werden, und in den Nasen entstanden immer neue Rezeptoren.
Wahre Supernasen sind Ratten und Mäuse (1200 verschiedene Riechrezeptoren), gefolgt von Hunden und Katzen (ca. 800–900) und Affen mit ca. 500.
Bei uns Menschen bilden mehr als 350 Rezeptoren ein Duftalphabet, mit dem unser Geruchssinn Aber-

tausende Kombinationen wahrnehmen und spezifizieren kann.

## Wie die Düfte in die Nase passen

Erst 1991 wurden diese Rezeptoren von der Forscherin Linda Buck in New York entdeckt. Sie liegen in der Zellmembran der Riechsinneszellen in unserer Nasenschleimhaut und nehmen die Duftmoleküle nach dem Schlüssel-Schloss-Prinzip und elektrischer Ladung auf. Nur die Hauptkomponenten des Duftmoleküls müssen passen, der Rest darf variieren. So können wir z. B. verschiedene Apfelsorten ihrer Gattung zuordnen.
Aber der Duft kann noch deutlich mehr: Gerüche dringen über die Atemluft in unsere Nasenmuschel, münden über einen Kanal im Rachen und treffen im Mund auf unseren Geschmacksinn. Erst durch das Riechen werden wir zu Feinschmeckern, und umgekehrt können Duftmoleküle von Speisen »hintenherum« in unsere Nase gelangen.

## Den Geruchssinn erforschen – mit einem Stück Apfelstrudel

Die verführerische Duftwolke von frischem Apfelstrudel erwischt mich, als ich vor dem PC sitze. Tausende von Duftmolekülen tanzen durch die Luft und finden ihren Weg in mein linkes gerade aktives Nasenloch. Erst in etwa 1,5 Stunden ist wieder das andere dran, Pech gehabt.

Am Dach der Nasenhöhle angelangt, warten 20–30 Millionen **Riechzellen** mit ihren über 350 Rezeptoren, um die Moleküle zu empfangen. Sie sind in eine feine Schleimschicht eingebettet, und die verschieden geformten Moleküle heften sich nach dem Schlüssel-Schloss-Prinzip an die Rezeptoren. Ich stelle mir vor, da gibt es runde »Schlüssellöcher«, in die fruchtige Äpfel passen, spitze für die würzige Schärfe des Zimts und wellenförmige für Vanille. Über die untere Nasenmuschel atme ich normal weiter, aber durch intensives Schnuppern locke ich die Duftspur in meine obere Nasenmuschel. Riechzellen sind kurzlebig, werden nur etwa einen Monat alt, erneuern sich ständig. Dadurch können wir unser Riechvermögen erhalten, auch wenn wir einmal schädliche Substanzen eingeatmet oder eine Infektion ausgeheilt haben.

Die Duftmoleküle des Apfelstrudels haben mittlerweile angedockt, und die »Duftinfo« wurde an die Zellen weitergeleitet. Jetzt sind die Zellen »aufgeregt« und wollen unbedingt das Gehirn informieren. Dazu müssen aber die Moleküle von einer analogen in eine digitale Form umgewandelt und in Nervenbahnen durch das Siebbein geleitet werden. So landet der Geruchsreiz im **Riechkolben** – hier endet der Job der Riechnerven meiner Nase. Geschafft: Der Apfelstrudelduft ist in meinem Kopf.

Im **Riechhirn** werden die Informationen über die Intensität und das »Mmmh« oder »Bäh« eines Duftes ausge-

wertet. Haben wir die Nase voll, oder möchten wir noch hinterherschnuppern? Ist ein Duft, unserer individuellen Erfahrung nach, angenehm oder unangenehm? Jetzt übernehmen die Synapsen des Gehirns in sogenannten Riechknäueln *(Glomeruli olfactorii)* die Weiterleitung der Info in das Großhirn *(Neocortex)*, und endlich ist es so weit: Ich realisiere den Duft! Zuerst im **limbischen System** (griech. *limbus = Saum)*, das entwicklungsgeschichtlich zu den ältesten Arealen des Gehirnes zählt, und dann wird der **Mandelkern** *(Amygdala)* aktiviert. Eigentlich gibt es zwei davon, und sie beherbergen Emotionen, Instinkte und Triebe. Wenn ein Geruch Gefahr vermittelt, geht in der Amygdala sofort die Post ab und bringt uns dazu zu flüchten, anzugreifen oder zu erstarren – in diesem Fall löst sie einen »Angriff« auf den Apfelstrudel aus. Dann erwacht auch das »untere Zimmer« im limbischen System – der **Hypothalamus**. Er ist das Schaltzentrum für das vegetative Nervensystem und die Hormonzentrale des Körpers. Emotionen und Triebe werden in bewusste Handlungen umgesetzt – ich gehe also in die Küche. Der Hypothalamus regelt auch Hunger und Durst, Schlafen und Wachen und die Lust auf Sex – und das, ohne nachzudenken, eben einfach »der Nase nach«. Der Geruchssinn hat als einziger Sinn direkten Zugriff auf diese Schaltzentrale und wird nicht bewusst gesteuert.
Und plötzlich tauchen Erinnerungen auf: die Küche meines Elternhauses, meine Mutter in ihrer Schürze, sie knetet den Teig. Das alte Volkslied, das wir so gern beim

Kochen gesungen haben, ist wieder präsent. Es ist, als ob ich den Strudelteig von damals wieder auf meinen Händen spüre. Mein **Hippocampus**, der seinen Namen der Seepferdchen-Form verdankt, hat sich eingeschaltet. Er ist mein Gedächtnis, der Platz des Lernens, meine räumliche Orientierung und innere Landkarte. Die Hormone, die durch diese umfassenden Duft-Erinnerungen vom Hypothalamus produziert wurden, verteilt die Hypophyse nun im Körper. Mir knurrt der Magen, mein Herz klopft vor Liebe für meine Mutter, und wie eine Umarmung wärmt mich wohliges Gefühl von innen: Ich bin zu Hause. Und du hast hoffentlich Lust auf Apfelstrudel bekommen!

## Riechen weckt Erinnerung

Riechen heißt, sich zu erinnern. Das Lesen dieser Geschichte dauerte einige Minuten, aber der Vorgang des Riechens kann innerhalb weniger Sekundenbruchteile eine Welle an Ereignissen in uns auslösen. Gerüche öffnen Tore im Körper, in der Gefühls- und Bilderwelt, auf emotionaler Ebene und in den Erinnerungen, im bewussten Verstand und im Unterbewusstsein. Müssen wir deshalb vor dem Räuchern Angst haben? Nein, es kann uns nicht schaden. Es ist unverblümt, ehrlich und kann nur das aktivieren, was in uns an Bildern, Gefühlen, Emotionen und Erfahrungen vorhanden ist. Beim Räuchern helfen uns die dienstbaren Kräfte der Pflanzen, unser innerstes Wesen zu erforschen und zu offenbaren.

Wozu dient der Geruchssinn:
**Warnung:** Vor Feuer, verdorbener Nahrung, schädlichen geruchsintensiven Substanzen ...
**Beziehungen:** Wen kann ich »gut riechen«, wer gehört zu mir, wen mag ich nicht ...?
**Erinnerung:** An geliebte Orte, Menschen, Speisen, Feste, besondere Ereignisse ...
**Genuss:** Speisen, Getränke, körperliche Nähe, betörende Düfte ...
**Naturerlebnis:** Wiese, Wald, Fluss, Meer, Jahreszeiten, Wetter, Pflanzen ...
**Gesundheit:** Die Nase filtert Staub und Krankheitserreger aus der Atemluft, erwärmt und befeuchtet sie.
**Inspiration:** Zu gedanklichen und künstlerischen Höhenflügen, zur Kreativität
**Spiritualität:** Die Verbindung zu einer höheren Kraft und zu unserem Innersten

SEELEN FUNKE

## GEHEIMTIPP FÜR FREIE NASEN

Vermeide intensive und vor allem synthetische Düfte, wo immer es dir möglich ist. Sanft dosiertes Räuchern mit natürlichem Kampfer und Eukalyptusblättern macht beleidigte Nasen frei und neutralisiert störende unangenehme Gerüche in Kleidung, Wohnung, Büro, Werkstatt, Keller, Stall oder im Auto.

# Die Indigo-Methode des Räucherns

Räuchernde sind neugierige Nasen, Pioniere und Forscher. Als Egon Pobuda und ich uns in den 90er-Jahren entschlossen, professionell zu räuchern, gab es kaum schriftliche Aufzeichnungen und noch weniger wissenschaftliche Forschungen, an denen wir uns orientieren konnten. Es blieb nur die Möglichkeit, mit Achtsamkeit und Aufmerksamkeit in der Natur unterwegs zu sein, aus dem Reichtum der Räucherrituale auf der ganzen Welt zu schöpfen und eigene Erfahrungen zu machen. Dabei war es wichtig, uns nicht nur von Ritualen in den Bann ziehen zu lassen, sondern auch ihre ursprüngliche Bedeutung zu entschlüsseln. Mit Erstaunen entdeckten wir sieben Prinzipien, die in allen Ritualen vorkommen: Plus und Minus und die fünf Elemente. Wir machten diese sieben zur Basis einer Räuchermethode für die heutige Zeit, der sogenannten Indigo-Methode. Die Farbe Indigoblau, die dem Stirnchakra, dem Tor der Seele, zugeordnet ist, stand für den Namen Pate.

Der Ablauf des Räucherns folgt dabei dem Rhythmus der Natur: dem Werden und Vergehen (Plus – Minus, Yin – Yang), gefolgt von einer Übergangsphase, einer Pause (Harmonie). Die Wirkung entsteht durch die fünf Elemente (Erde, Wasser, Feuer, Luft und Äther), die beim Räuchern der Pflanzen freigesetzt werden und die direkt

auf die fünf Energieebenen von Menschen, Tieren und Räumen einwirken: die Körper-, Gefühls-, Emotions-, Verstandes- und die spirituelle Ebene.
So findest du bei den Beschreibungen in Teil 2 unter Räucherenergie, ob die Pflanze der Reinigung (–), der Harmonisierung (∞) oder dem Energieaufbau (+) dient – zudem frei werdende Elemente und weitere energetische Besonderheiten.

## Grundkurs in Energiearbeit

Panta rhei – alles fließt ... Damit ist gemeint, dass alles im Universum im Rhythmus des Werdens und Vergehens schwingt. Beim Räuchern nutzen wir diese Bewegekräfte (-/∞/+) bewusst:
**Das Minus (–)** steht für das Reduzieren von Energie. Für das Reinigen, Loslassen und Auflösen.
**Die neutrale Kraft (∞)** steht für das Ausgleichen von Energie. Für Stabilität, Harmonie, Pausemachen und Sicherheit.
**Das Plus (+)** steht für den Aufbau von Energie. Für mehr Stärke, Motivation und Ausstrahlung.

Was wird bewegt – was sind die Grundbausteine der Materie? Es sind die fünf Elemente Feuer, Wasser, Luft, Erde und Äther, aus denen jede belebte und unbelebte Materie im Universum gebaut ist. In Pflanzen findet man die Elemente einerseits in ihren unterschiedlichen Teilen: das Element Erde in den Wurzeln, Rinden und

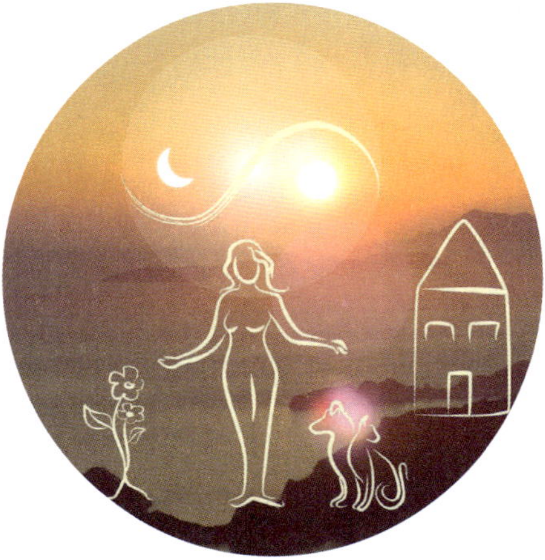

Hölzern, das Element Wasser in den Harzen und Ölen, das Element Feuer in den Blüten und deren Farben, Luft in den Blättern und das Ätherprinzip in den Früchten und Samen. Andererseits können Pflanzen auf einem Standort nur deshalb überleben, weil sie mit dem dort vorherrschenden Element gut umgehen können (wässrig, trocken, heiß, felsig …). Beim Räuchern auf der Räucherkohle werden die Elemente aus ihrer pflanzlichen Form gelöst und stehen dann Menschen, Tieren und Räumen auf unterschiedlichen Ebenen zur Verfügung: Das Element Erde wirkt besonders gut auf der physischen Ebene, das Element Wasser auf der Ebene der Gefühle. Das Feuerelement auf der Ebene der Emotionen und Erinnerungen und das Element Luft auf der Ebene des Denkens. Der Äther, die alles verbindende Lebenskraft, wirkt auf der Ebene von Sinn, Essenz und Spiritualität.

Mit diesem uralten Wissen um die Bewegekräfte, Elemente und die Ebenen wird schnell klar, dass man nicht gegen »negative Energien« vorgehen muss, sondern dass man durch das Räuchern die Energien ins Fließen und die Elemente in eine neue Ordnung bringen kann (→ hintere Klappe, Buchumschlag).

## Die Bewegekräfte – Räuchern im Auf und Ab des Lebens

Alles ist Energie – alles schwingt. Egal ob langsam in festem Stein oder blitzschnell in deinem Handy. Energie ist das Spiel der Gegensätze von Plus und Minus, Geben und Nehmen, Yin und Yang, Ausdehnung und Kontraktion. Dieses Auf und Ab der Kräfte ist für uns am deutlichsten im Wechsel von Tag und Nacht spürbar. Er steuert über die Hormone Melatonin und Serotonin den Schlaf-Wach-Rhythmus und die innere Uhr. In dunklen Zeiten spüren wir den Energieabfall: abends nach Sonnenuntergang, bei natürlichen Zyklen (zum Beispiel vor Neumond), im Winter oder bei persönlichen Übergängen (Geburtstag, Berufswechsel, Trennung). Auch wenn in unserem Leben Dunkelheit einkehrt: Bei Krisen und Wendepunkten fallen wir aus der Bahn, sind blockiert oder wissen nicht mehr weiter. Gerade in den dunklen Zeiten des Jahres und des Lebens hat man verstärkt das Bedürfnis, für sich selbst, seine Tiere oder im gesamten Haus zu räuchern. Folge diesen äußeren und inneren Impulsen, es ist der richtige Zeitpunkt.

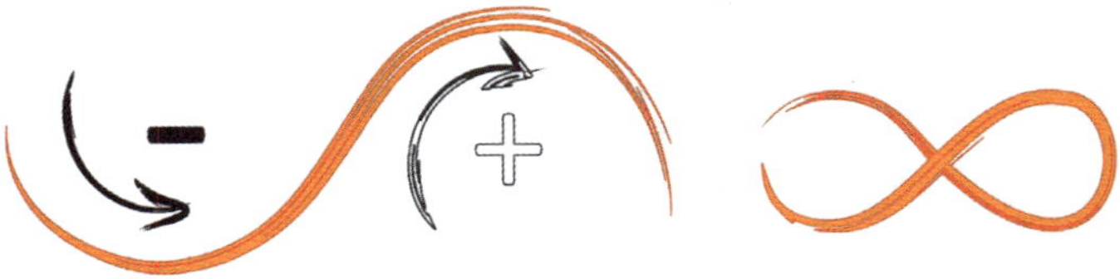

**Reinigung (−):** auflösen, abschwächen, verringern von oben nach unten, gegen den Uhrzeigersinn
**Harmonie (∞):** stabilisieren, ausgleichen, verbinden in Achterschleife oder Schwenkbewegungen
**Aufbau (+):** zusammensetzen, verstärken, anheben von unten nach oben, im Uhrzeigersinn

Wenn Sie die Bewegungen beim Räuchern wie angegeben ausführen, unterstützen Sie die Wirksamkeit transformierender Räucherungen. Es ist wie ein »Tanz durch die Krise«.

## Die Elemente – Grundbausteine des Lebens

Ein Grundverständnis von den Elementen zu haben, kann das Räuchern vereinfachen. Es ist einfacher, als die Wirkung einzelner Pflanzen auswendig zu lernen. Lange bevor die Wissenschaft die Elemente im Periodensystem klassifizierte, erklärten wir uns den Aufbau des Lebens aus nur vier Elementen: Feuer, Wasser, Erde und Luft. Dazu kommt das unsichtbare fünfte Prinzip, die Quintessenz oder Lebenskraft. Im fernen Osten wird sie Chi, im Sanskrit Prana und in Europa Äther genannt. Die fünf Elemente sind archaisch tief in uns verankert.

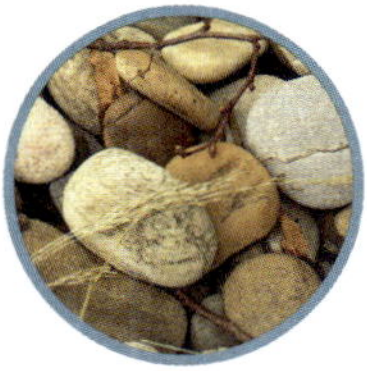

## Element Erde: Den Körper stärken

In der Gesundheitspflege kommt den Elementen besondere Bedeutung zu. Bewusste Ernährung, Bewegung und Heilweisen zielen darauf ab, ein harmonisches Zusammenwirken der Elemente im Körper zu erhalten oder wiederherzustellen. Oft wird durch Räucherungen unterstützt. Auch um Harmonie an Plätzen herzustellen, werden die Elemente neu geordnet und der Fluss der Energie gelenkt. Beim Räuchern werden – greifbar, sichtbar und spürbar – die grobstofflichen Wirk- und Duftstoffe der Pflanzen freigesetzt und versorgen die physische Ebene, die dem Element Erde zugeordnet ist, mit neuem »Baumaterial«.

LEITSATZ: »ICH HANDLE.«

**Zugeordneter Pflanzenteil:** Wurzeln, Rinden, Hölzer
**Typische Erde-Pflanzen:** Holunder, Eiche, Galbanum
**Menschen:** Gesundheit, Schöpferkraft, Finanzen, Besitz, Konstitution; stärkt die Leistungskraft
**Tiere:** Unterstützung nach einer Verletzung oder Krankheit, zum Aufpäppeln
**Räume:** Bei Um- und Neubauten, im Garten, wenn etwas in Unordnung geraten ist
**Seelenfunke:** Zeit aufzuräumen – Zeit zu räuchern. Ein Ungleichgewicht der Elemente ist auf der physischen Ebene ganz leicht zu erkennen: Unordnung! Kam in den Bereichen Ernährung, Bewegung, Gesundheit oder Wohnen etwas durcheinander?

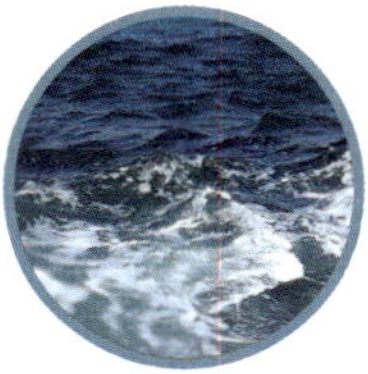

## Element Wasser: Die Gefühle fließen

Der Einfluss der Elemente und des Räucherns reicht weit über das Greifbare hinaus. Der nächstfeinere Bereich ist die Ebene der Gefühle. Sie werden durch Bilder, Töne, Düfte und Berührungen ausgelöst. Indem die entsprechenden Hormone ausgeschüttet werden, überfluten uns Angst oder Vertrauen, Traurigkeit oder Freude, Hass oder Liebe. Auch Tiere haben Gefühle, und jeder Raum vermittelt durch Form, Farbe und Geruch ein Gefühl: weit oder eng, drückend oder leicht, gemütlich oder cool. Beim Räuchern werden neben den grobstofflichen auch die flüssigen Bestandteile der Pflanzen freigesetzt – die ätherischen Öle und Harze. Diese wirken unmittelbar auf die Gefühlsebene, so wie wir es von der Duftlampe kennen. Die sinnliche Ästhetik des Räucherns kann den Fluss der Hormone, die Gefühle, beruhigen. Es macht empfindsamer und bringt in Stimmung.

LEITSATZ: »ICH FÜHLE.«

**Zugeordneter Pflanzenteil:** Harze, ätherische Öle

**Typische Wasser-Pflanzen:** Frauenmantel, Baldrian, Weide, Majoran, Elemi

**Menschen:** Gefühlswelt, Beziehungen, Liebe, Schlaf, Träume, Fantasie, Intuition

**Tiere:** Bei Ängsten und Unruhe, lindert Traurigkeit oder Eifersucht

**Räume:** Wie ist das Raumgefühl? Weit, eng, drückend, leicht, wo ist es ungemütlich, gemütlich oder cool?

**Seelenfunke:** Zeit hinzuspüren – Zeit zu räuchern. Sind unangenehme Gefühle wie eine Sturzflut über dich hereingebrochen, oder ist ihr Fluss vertrocknet oder gar zugefroren? Möchtest du dein Herz wieder öffnen und intuitiv deinem Bauchgefühl vertrauen oder einfach sinnlich gefühlvolle Stunden verbringen?

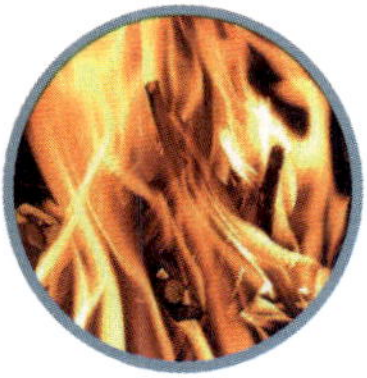

## Element Feuer: Emotionen und Erinnerungen

Emotionen dienen der Motivation und sind inneres Feuer – dieses kann wärmen oder verbrennen. Die Amygdala leitet aus Erfahrungen und Erinnerungen blitzschnell ab, ob eine Situation sicher oder gefährlich ist. Das geschieht meist unbewusst, und nur durch Erfahrung und Übung lernen wir, Emotionen zu zügeln und unseren Drachen zu reiten. Beim Räuchern kann man bewusst in die Emotionen und Erinnerungen eintauchen – denn riechen heißt, »sich zu erinnern«. Wenn Ärger hochkocht, Konflikte schwelen, ein Streit entflammt oder Eiseskälte regiert. Farbe und Duft der verräucherten Blüten und die Energie der Feuer-Pflanzen heizen uns richtig ein. Beim richtigen Umgang mit der Räucherkohle lernen wir wieder, das Feuer zu hüten.

LEITSATZ: »ICH WILL.«

**Zugeordneter Pflanzenteil:** Blüten

**Typische Feuer-Pflanzen:** Zimt, Johanniskraut, Weihrauch, Galgant, Lorbeer, Wacholder

**Menschen:** Antrieb, Motivation, Sexualität, Lebensfreude, Transformation
**Tiere:** Traumatische Erlebnisse, Misshandlung, aggressives oder unkontrolliertes Verhalten
**Räume:** Gibt es belastende Erinnerungen oder negative Geschichten auf dem Platz oder im Gebäude? Gab es Gewalt und/oder negative Emotionen?
**Seelenfunke:** Zeit, Feuer zu hüten – Zeit zu räuchern. Welche Erinnerungen lassen dich kalt, erwärmen dich von innen, und welche lassen Emotionen hochkochen? Gibt es Räume, Gegenstände, Personen oder Situationen, die dich oder dein Tier aufregen?

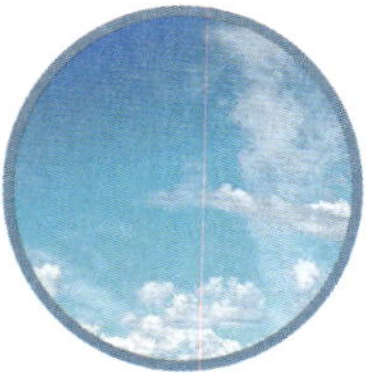

## Element Luft: Die Gedanken fliegen

Leicht und frei sein wie der Wind, klare Gedanken fassen, den Kopf freimachen und tief durchatmen. Mit dem Element Luft landest du auf der Ebene des Denkens. Wenn man die Räucherfeder zur Hand nimmt und die Aufmerksamkeit auf das Angenehme und Positive lenkt (einst hat man beim Räuchern ein Gebet gesprochen), lösen sich negative Gedanken im Rauch auf, das Kopfkarussell kommt zum Stillstand, und Sorgen sind wie weggeblasen. Beim bewussten Riechen atmen wir tiefer und langsamer. Das bringt uns in Kontakt mit dem eigenen Körper, entschleunigt und beruhigt die Gedanken. Der sich kringelnde Rauch befreit von »dicker Luft« und bringt ein Gefühl der Leichtigkeit und Beweglichkeit.

LEITSATZ: »ICH DENKE.«
**Zugeordneter Pflanzenteil:** Blätter
**Typische Luft-Pflanzen:** Lavendel, Fichte, Eukalyptus
**Menschen:** Konzentration, Sprache, Kommunikation, Flexibilität, Humor, Leichtigkeit
**Tiere:** Ist das Tier lernwillig, wie kommunizieren wir miteinander? (Tierkommunikation!)
**Räume:** Wie leicht fällt mir das Denken, Sprechen, Kommunizieren in diesem Raum? Gibt es Informationen, die gelöscht, oder neue, die eingebracht werden sollen?
**Seelenfunke:** Zeit für Klarheit – Zeit zu räuchern. Nimm ein Blatt Papier, falte es der Länge nach, und schreibe in die linke Spalte alle negativen, belastenden Gedanken. Atme ein paar Mal tief durch, und schreibe in die rechte Spalte das positive Gegenteil. Zerreiße das Blatt, und verbrenne die negative Seite.

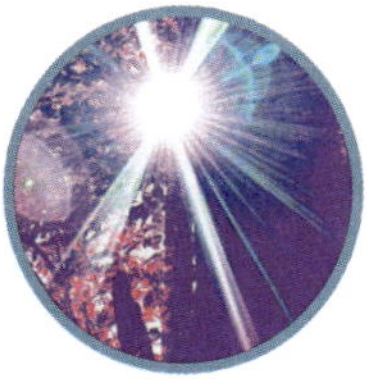

## Prinzip Äther: Vom Sinn und Wesen der Dinge

Alle Elemente sind eingebettet in ein großes Ganzes, miteinander verbunden und greifen ineinander. Der Duft einer Pflanze erinnert an die Essenz, an das Wesentliche. Das ist das Prinzip des Äthers. Wenn wir Überblick brauchen, Einzelheiten zusammenfassen wollen oder uns nach dem Sinn der Dinge fragen, brauchen wir Abstand, eine Pause. Auf dieser Ebene – der ätherischen Ebene – klinken wir uns aus der Hektik des Alltags aus. Jede Räucherzeremonie ist eine Form der aktiven Meditation, eine »erlaubte Pause«, der nötige Abstand, um wieder zu sich selbst und zu neuen Antworten zu finden. Noch nichts Konkretes, aber vielleicht eine Idee, einen Impuls – ein kleines Samenkorn. Beim Räuchern können wir mit unserem heiligen inneren Raum in Kontakt kommen: mit Bewusstheit und Spiritualität.

LEITSATZ: »ICH BIN.«

**Zugeordneter Pflanzenteil:** Früchte und Samen

**Typische Äther-Pflanzen:** Wacholderbeeren, Tonkabohne, Malve, Mastix, Veilchen

**Menschen:** Sinn finden, zusammenfassen, Pause machen, sich auf das Wesentliche besinnen, Spiritualität, Meditation

**Tiere:** Welche Bedeutung hat dieses Tier für mich – was ist seine Aufgabe in meinem Leben?

**Räume:** Welchen Sinn hat dieser Raum für mich? Gibt es genügend Freiraum?

**Seelenfunke:** Zeit für Pause – Zeit zu räuchern. Betrachte jede Räucherung als Möglichkeit für eine Pause, für eine kleine Meditation. Nimm dir Zeit, lasse belastende Wahrnehmungen, Gefühle, Emotionen und Gedanken los, und atme tief durch. Versuche, im Duft das Wesen des Räucherwerkes zu erspüren – was sagt es dir?

# Selbst gemacht: Das eigene Räucherwerk herstellen

Räucherwerk zu mischen ist ein lustvolles, sinnliches, naturverbundenes und kreatives Erlebnis und andauerndes Experimentieren und Lernen.

## Was du für das Mischen brauchst

- Getrocknete, zerkleinerte Räucherstoffe
- Mörser mit Stößel
- Reibe oder Raspel
- Wiegemesser und/oder Schere
- Schüsseln und Holzbrett
- Löffel und Holzkochlöffel zum Umrühren

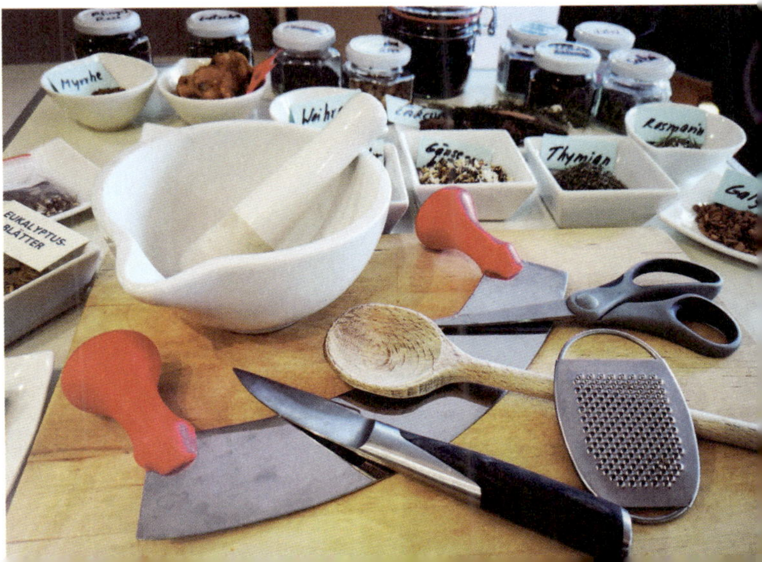

## Deine Räuchermischung

Die Ansprüche an eine Mischung sind vielfältig: Wirksam soll sie sein, mit einem lang anhaltenden, angenehmen Duft, haltbar und hübsch anzusehen. Die Mengenangabe für die Rohstoffe erfolgt meist in Teilen. Für eine Probe eignet sich die Drei-Finger-Methode (eine großzügige Prise). Für größere Mengen verwendet man am besten einen Löffel oder Becher als Einheit. Nimm von intensiv duftenden Stoffen wie Harzen, Kampfer oder Nelken vorerst nur einen halben Teil, sonst überdecken sie weniger intensive Stoffe. Heimische Pflanzen mit weniger Duftstoffen können durch zart riechende Harze wie Dammar oder Sandarac ergänzt werden, damit die Mischung nicht zu krautig wird oder zu schnell brenzlig riecht. Bewahre die Mischung am besten in Schraubgläsern auf. Hier behalten sie am längsten ihre Wirkung. Mischungen aus losen Einzelstoffen haben in etwa die Haltbarkeit von Tees, also ein bis zwei Jahre.

### Die festen Bestandteile

- Mörsere erst die festen Teile wie Rinden, Hölzer, Wurzeln und Samen miteinander, oder zerkleinere sie vorher mit dem Wiegemesser.
- Gib dann die grobkörnigen Harze zu. Achte darauf, sie beim Mörsern zu zerkleinern, nicht zu pulverisieren.
- Es folgen zähe Blätter und Nadeln, die man gut mit einer Schere klein schneiden kann (ich mache dies vor dem Trocknen, solange sie noch weich sind).

## Klebrige Harze

Manchmal ist es sinnvoll, klebrige Harze mit feinen Spänen, die man von Palo Santo oder anderen Hölzern abraspelt, zu verkneten und diese Masse dann in kleine Stückchen zu schneiden.

## Würzige Kräuter und bunte Blüten

- In eine separate Schüssel kommen die feinblättrigen gerebelten Kräuter und bunte Blüten. Manchmal füge ich hier ein bis zwei Tropfen eines passenden ätherischen Öls dazu, um den Duft zu verstärken.
- Mit der Farbe der Blüten kannst du die Wirkung der Mischung auch auf ein bestimmtes Chakra (Energiezentrum) abstimmen:
  - Dunkles Rot = Wurzelchakra
  - Orange = Sakralchakra
  - Sonnengelb = Solarplexus
  - Rosa und Grün = Herzchakra
  - Hellblau = Halschakra
  - Indigoblau = Stirnchakra
  - Weiß = Kronenchakra

## Meditatives Mischen

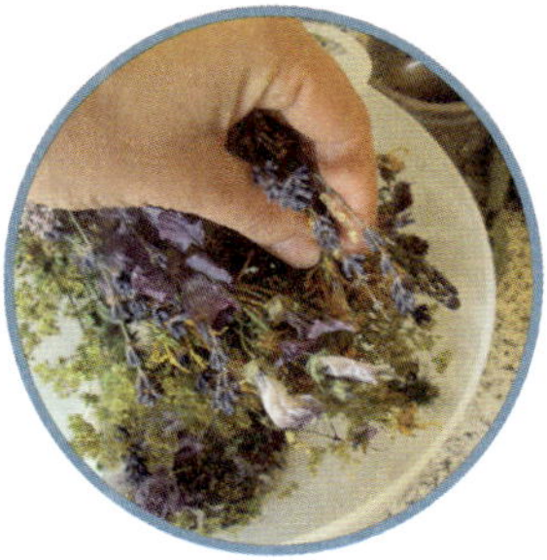

Wenn einzelne Räucherstoffe im Glas, auf einer Kohle oder dem Stövchen liegen, sind sie noch kein »Team«. Erst durch bewusstes Mischen gehen die einzelnen Stoffe eine Verbindung ein und ergeben ein neues Wirkprinzip. Gib die festen Teile und die klebrigen Harze in die Schüssel. Menge die feinen Kräuter und Blüten vorsichtig unter. Denke beim Rühren der Mischung an ihre positive Wirkung. Wenn du magst, singe oder sprich ein Gebet oder Mantra.

Durch die Richtung beim Rühren kannst du die Wirkung bekräftigen:

- ✦ Gegen den Uhrzeigersinn = reinigend
- ✦ In Achterschleifen = harmonisierend
- ✦ Im Uhrzeigersinn = aufbauend

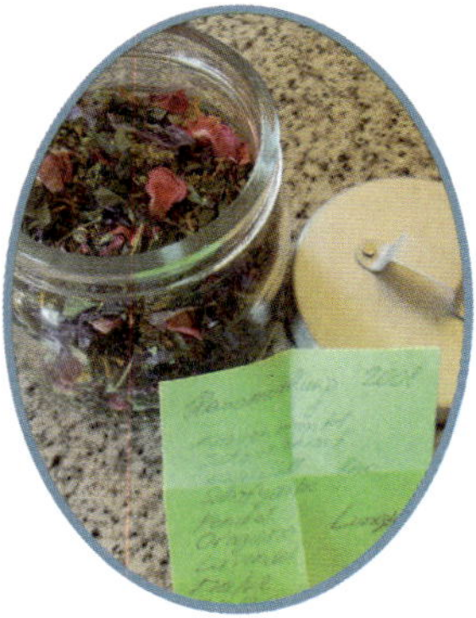

### Ausprobieren

- ✦ Zünde eine Räucherkohle an. Während sie durchglüht, mache dir Notizen über die verwendeten Rohstoffe, Menge und Abfolge beim Mischen, damit du Änderungen vornehmen oder die Mischung wiederholen kannst.
- ✦ Genieße die Mischung mit allen Sinnen auf allen Ebenen. Was macht sie mit deinem Körper, welche Gefühle und Bilder tauchen auf, was passiert mit den Gedanken?
- ✦ Erprobe die Mischung sowohl auf dem Stövchen als auch auf der Kohle, und nimm die Unterschiede wahr.

## Drei Mischungen zum Einstieg

Speziell für dieses Buch haben wir drei Basismischungen zum Reinigen, Harmonisieren und für den Energieaufbau erstellt. Durch die Zugabe einzelner Räucherstoffe mit speziellen Wirkbereichen kannst du diese drei Mischungen nach Lust und Laune für deine persönlichen Bedürfnisse variieren. Mit wachsender Erfahrung wirst du dich sicher bald von Rezepten lösen und selbst duftende Schöpfungen kreieren können.

### Reinigende Mischung

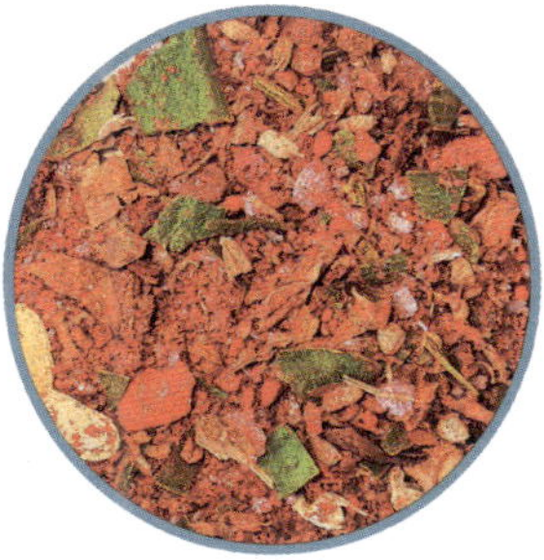

½ Teil Eichenrinde
½ Teil Galgantwurzel
1 Teil Kardamom
½ Teil Kampfer
1 Teil Sandarac
½ Teil Drachenblut
1 Teil Pfingstrose
1 Teil Mistel
2 Tropfen Bergamotteöl

### Harmonisierende Mischung

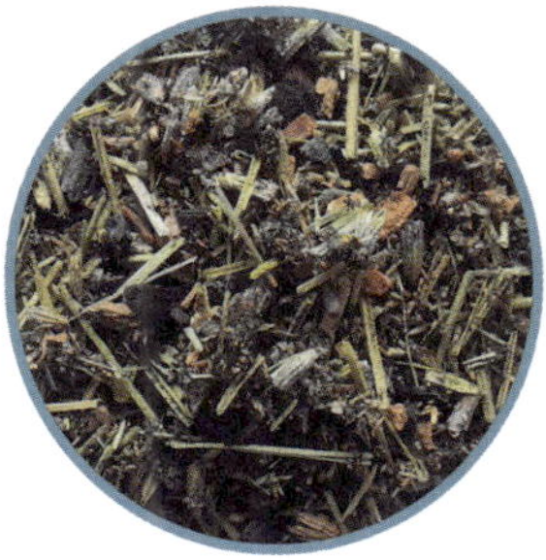

1 Teil Styrax Calamitus
1 Teil Baldrianwurzel
1 Teil Piniennadeln
1 Tonkabohne
1 Teil Dammar
1 Teil Lavendelblüten

### Aufbauende Mischung

1 Teil Alantwurzel
1 Gewürznelke
1 Teil Lorbeerblätter
1 Teil Weihrauch Aden
1 Teil Copal Oro
1 Teil Rosenblüten

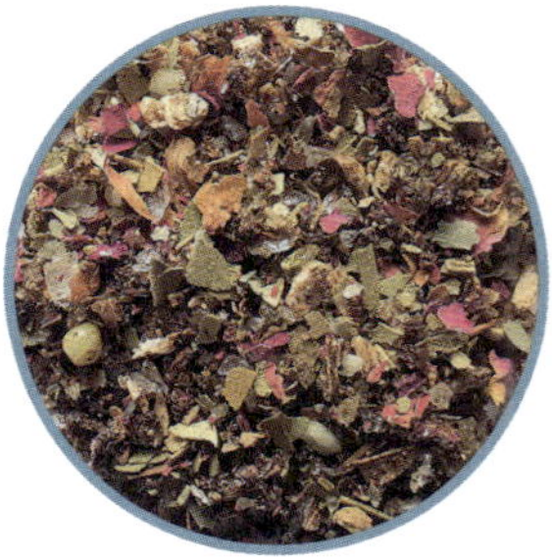

## Selbst sammeln – ein Erlebnis

Sammle bei einem Spaziergang ein wohl duftendes Kräuterbüschel und Harze, oder mache einen Streifzug durch deinen Garten. Hilfreich dabei sind Bücher oder Apps zur Pflanzenbestimmung. Oder gehe der Nase nach, indem du sachte an Blättern oder Blüten reibst und riechst. Achte darauf, keine geschützten Pflanzen und nur für deinen Bedarf zu pflücken. Hänge das Büschel zum Trocknen verkehrt im Schatten auf. Während die Pflanzen die Feuchtigkeit abgeben, hast du Zeit, sie zu bestimmen und über deren Wirkung und Anwendung zu lernen. Dann reble die getrockneten Kräuter von den Stielen, und verarbeite sie mit Harzen zu deinem persönlichen Erlebnisduft.

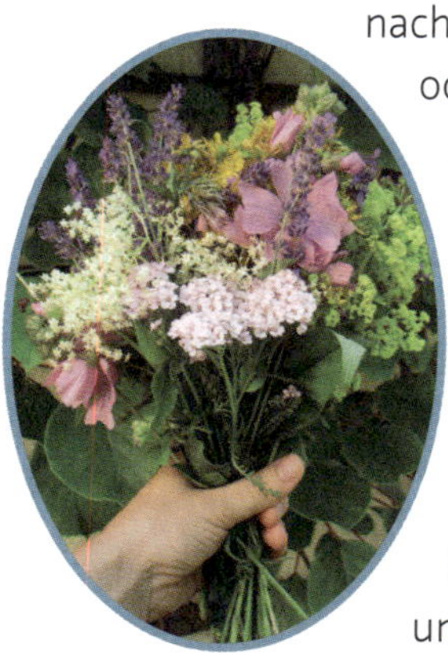

# Richtig räuchern – viele Wege führen zum Duft

Räuchern ist eine der umfassendsten Formen, wie sich Mensch und Pflanze begegnen können. Die Haut reagiert auf Wärme und Kälte, die Schleimhäute nehmen den Geschmack und die Wirkstoffe auf. Im Gehirn werden Bilder und Erinnerungen aktiviert, und das Auge erfreut sich an der schönen Zeremonie. Wir spüren, schmecken, riechen, sehen ... und lauschen nach innen. Auf diese Weise kommuniziert das gesamte Wesen der Pflanzen mit uns »per fumum« – durch den Rauch. Direkt und intensiv oder subtil und fein – je nachdem, welche Methode des Räucherns eingesetzt wird. Räucherstäbchen, Kräuterbüschel, Räucherkegel, einzelne getrocknete Pflanzen, lose Mischungen und ausgefeilte Kompositionen können glimmend und glosend auf dem Stövchen oder der Kohle einen duftenden Plausch mit dir halten.

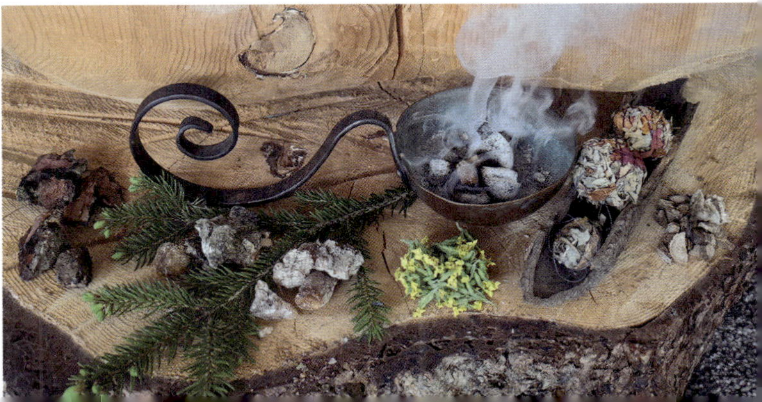

Ein guter Anfang für die Räucherpraxis ist, die Anwendung zu beherrschen, das Grundprinzip der jeweiligen Methode zu verstehen und sich seine eigenen Vorlieben zuzugestehen. Finde heraus, welche Art zu räuchern für dich und für dein Vorhaben passend ist.

### ACHTSAMKEITSHINWEIS

Räuchern ist ein Spiel mit dem Feuer. Bitte immer darauf achten, dass glosendes Räucherwerk oder die Räucherkohlen in einem feuerfesten Gefäß (am besten mit Sand darin) sicher sind und bis zu ihrem Erlöschen beaufsichtigt bzw. vollständig abgelöscht werden. Für Räucherungen in öffentlichen Gebäuden braucht man eine Genehmigung, um mit Brandschutzbeauftragten die Rauchmelder für den Zeitraum der beaufsichtigten Räucherung zu deaktivieren und dann wieder einzuschalten.

## Duftende Hölzer – ursprünglich natürlich

Man nimmt von duftenden Hölzern mit hohem Harzgehalt einen knapp fingerdicken Span, entzündet ihn an einer Flamme und bläst ihn sanft aus. Für einige Sekunden entfaltet sich wohlduftender Rauch. Dann erlischt er, und man kann den Span wieder einstecken oder neu entzünden. Mit Zedernholz und Palo Santo räucherten schon die Ureinwohner Nord- und Südamerikas, unsere

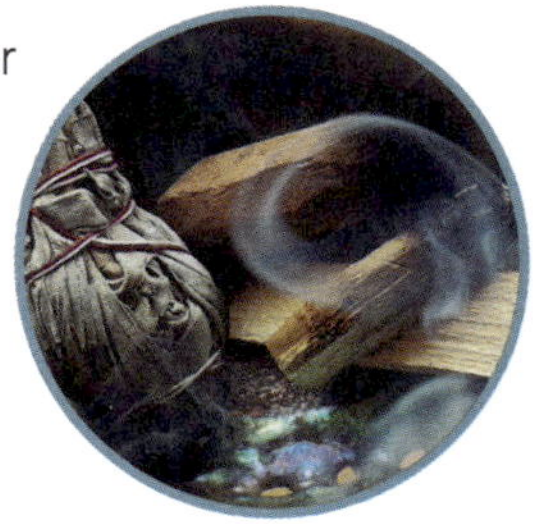

Großeltern verwendeten Zirben- oder Lärchenholzspäne. Heute sind sie Begleiter von Wanderungen, zum Räuchern im Garten, bei Schwitzhütten- oder Saunaritualen.

## Räucherzwerge für deinen Herzenswunsch

Große und kleine Kinder lieben es, klebrige Fichtenharzklumpen von den Bäumen zu klauben. Verknete sie mit getrockneten Baumnadeln, Kräutern und feinen Holzspänen, und forme sie zu kleinen Kegeln. Kleide sie in ein hübsches Blütenmäntelchen aus Veilchen, Ringelblume, Rose oder Kornblumen (einfach die Kegel in getrockneten, zerkleinerten Blüten wälzen), und fertig ist der Räucherzwerg. Räucherkerzen oder Räucherkegel sind in Deutschland und Österreich alte Tradition.

SEELEN FUNKE

### WÜNSCH DIR WAS

Stelle die kleinen Kegel auf eine feuerfeste Unterlage, und schwups, ist die Zipfelmütze angezündet. Denke an deinen Herzenswunsch, schließe die Augen, und puste sachte die Flamme aus. Der Duft des Räucherkegels trägt deinen Wunsch in die Welt hinaus.

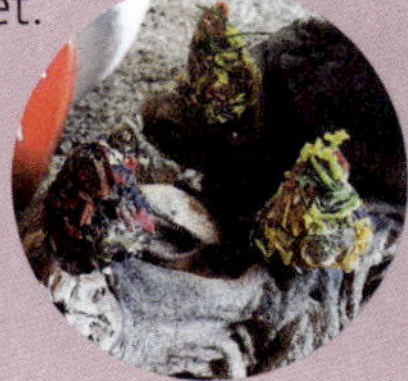

## Räucherstäbchen – Tempeltore und Zeitmesser

Für Räucherstäbchen werden fein gemahlene Pflanzenteile mit Harzen und Ölen vermischt, gepresst, geknetet oder auf ein Holzstäbchen gerollt. Da die händische Herstellung aus natürlichen Rohstoffen sehr aufwendig ist, gibt es heute viele billig produzierte, künstlich parfümierte Räucherstäbchen. Bitte beim Kauf auf natürliche Bestandteile der Stäbchen achten, sonst hat man bald »die Nase voll davon«.

Diese Art zu räuchern ist aus Indien, China, Japan, Tibet und Vietnam bekannt. Räucherstäbchen waren nicht als Dauerbeduftung im geschlossenen Raum gedacht, sondern wurden meist im Freien platziert. Als Opfergabe

### STÄNGEL STATT STÄBCHEN

SEELEN FUNKE

Verwende natürliche Räucherstäbchen, z. B. aus den getrockneten Stängeln von Lavendel, Johanniskraut, Schafgarbe oder Salbei. Entzünde sie an einem Ende, bis sie aufflammen. Während du die Flamme beim Ausatmen ausbläst, schließe die Augen, und lasse den Alltag hinter dir, als würdest du durch eine Tempeltür schreiten. Tauche in Erinnerungen an geliebte Menschen ein, meditiere oder genieße die duftende Auszeit.

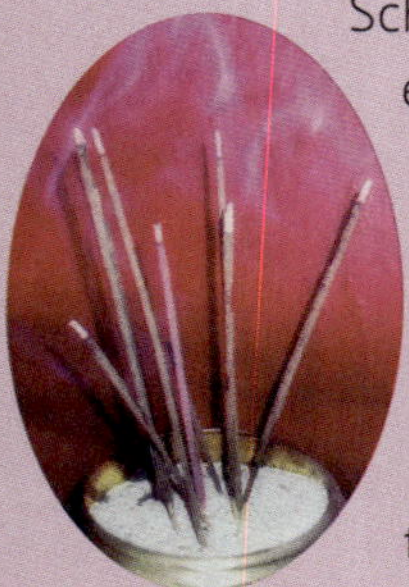

an die Geister und Götter steckt man sie in sandgefüllte Tongefäße am Tempeleingang. Durch den Duft gereinigt und angehoben lässt man die Alltagswelt hinter sich und tritt in den heiligen Raum ein. Zur Ahnenverehrung auf Hausaltären angezündet dienen sie als Tor der Erinnerung an geliebte Menschen. Die Dauer ihres Abbrennens kann ein duftender Zeitmesser bei Meditationen sein.

## Kräuterbüschel – Tradition und Natur pur

Räucherbuschen, Räuchersticks und Kräuterkugeln sind beliebte und hübsche traditionelle Räucherwerke. Sticks mache ich gern auf der Basis von Johanniskraut oder den Seitentrieben der Königskerze, mit den Stielen von Lavendel oder der Eberraute – oder klassische indianische »Smudge Sticks« aus Salbei oder Beifuß. Drumherumgewickelt wird, was gerade da ist: Holunderblüten, Salbei und Pfingstrosenblüten, Thymian und dann alle möglichen Kräuter und Blüten über den Jahreslauf. Im Winter nehme ich gern Tannenzweige und Wacholder und binde dann etwas Harz mit ein. Man kann es mit frischen Kräutern machen und die Kugeln und Sticks an der Luft zum Trocknen auflegen. Oder mit getrockneten Kräutern, die man, wenn es regnet, für ein paar Stunden auf die Fensterbank legt, damit sie die feuchte Luft anziehen und nicht zerbröseln. Der Bindfaden aus Naturfaser (Baumwolle, Hanf) sollte nicht zu dick sein, über Kreuz gewickelt und immer wieder verknotet werden, damit sich beim Abbrennen nicht alles auflöst.

Man kann sie direkt anglimmen (anzünden und die Flamme auspusten) und über eine sandgefüllte Schale oder eine Abalonemuschel halten, um herunterfallende Asche aufzufangen. Am liebsten verwende ich sie, wegen der starken Rauchentwicklung und der Asche, im Freien am Lagerfeuer, oder ich lege sie in einer traditionellen Räucherpfanne auf die heiße Holzkohle aus dem Ofen.

SEELEN FUNKE

## TRADITIONELLE RÄUCHERBUSCHEN

**Palmbuschen:** Weide, Haselnuss, Thuje und Buchsbaum werden am Palmsonntag geweiht und in den Herrgottswinkel gehängt. Einige trockene Zweige davon wurden bei Blitz und Gewitter in den Ofen geworfen, um die Spannung in der Luft zu entladen.
**Johanni – Sommersonnenwende (21.–24. Juni):** Johanniskraut, Schafgarbe, Kamille, Königskerze, Ringelblume, Beifuß, Arnika oder Eisenkraut wurden ins Johannisfeuer geworfen, um die Kraft der Kräuter beim Drüberspringen aufzunehmen. Belastungen und Erkrankungen warfen die Frauen ab, indem sie um die Taille geschlungene, geflochtene Beifuß-Gürtel ins Feuer warfen.
**Hoher Frauentag (15. August) – Schnitterfest:** Die kraftvollsten Kräuter der Gegend werden gesammelt und in »magischer Zahl« (7, 9, 12, 15 oder 19) zu Buschen gewickelt, um sie bei Krankheit zu verräuchern.

## Räucherstövchen – den Geist der Pflanze befreien

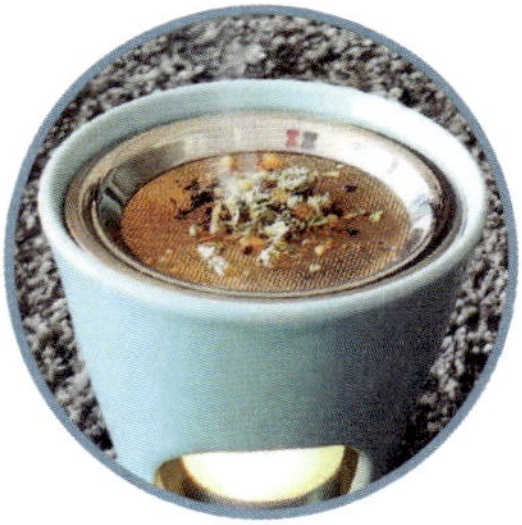

Die Räucherstoffe werden auf das Edelstahlsieb eines Stövchens gelegt. Durch die Wärme des Teelichts entfaltet sich ein feiner Duft, und es gibt nur geringe Rauchentwicklung. Deshalb ist es eine beliebte Methode zur Raumbeduftung. Gerade unsere heimischen Kräuter, die nicht so viele ätherische Öle in sich tragen, verströmen am Stövchen den angenehmsten Duft. Das Räucherstövchen ist unverzichtbar für ein duftendes Willkommen im Entrée einer Firma, bei der Beautypflege oder im Wellnessbereich von Hotels, für eine feine Grundstimmung bei Veranstaltungen oder zum Wohlfühlen in den eigenen vier Wänden. Zum wirksamen Ausräuchern ist es weniger gut geeignet.

SEELEN FUNKE

### EXPERIMENTIEREN ERWÜNSCHT

Erzeuge Adventsstimmung, schwelge in Frühlingsgefühlen, oder hole den Urlaub ins Haus. Fange den Gartenduft ein oder das Aroma einer Wanderung. Nimm dir jeweils kleine Kräuterbüschel mit, trockne und zerkleinere die Pflanzen bei Bedarf, um sie aufs Stövchen zu legen. Oder erforsche einzelne Pflanzen, indem du ihre unterschiedlichen Teile verglimmen lässt.

## Richtig räuchern auf der Kohle

Das Räuchern auf der Kohle bietet das breiteste Wirkspektrum aller Methoden an. Sie entwickelt genug Hitze, um auf allen Ebenen einer Person, eines Tieres oder eines Raumes ganzheitlich zu wirken, indem feste, flüssige und gasförmige Wirkstoffe freigesetzt werden.

### Der zündende Funke

Die Räucherkohle mit der Zange aus der Packung nehmen, vorsichtig entzünden, bis sie leicht zu spritzeln beginnt, und auf den Sand in das Gefäß legen.

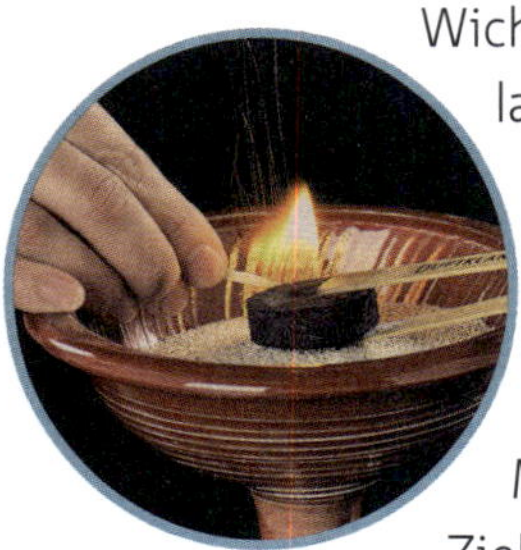

Wichtig ist es, die Kohle durchglühen zu lassen, bis die gesamte Oberfläche von einer weißen Ascheschicht bedeckt ist (das dauert etwa zehn Minuten). Eventuell mit der Feder Luft zufächeln. Jetzt wäre ein guter Zeitpunkt für die Minus-Plus-Liste (→ Seite 58), um ein Ziel für die Räucherung zu formulieren. Da man die Kohle zehn Minuten durchglühen lässt, bevor man Räucherwerk auflegt, hat sie keinerlei schädliche Wirkung für Menschen oder Tiere.

### Die süße Qual der Wahl

Wähle entsprechend deinem Ziel die passenden gemörserten Einzelstoffe oder fertige Mischungen aus, und lege mit dem Löffel ein bis zwei Prisen davon auf die weiße Kohle.

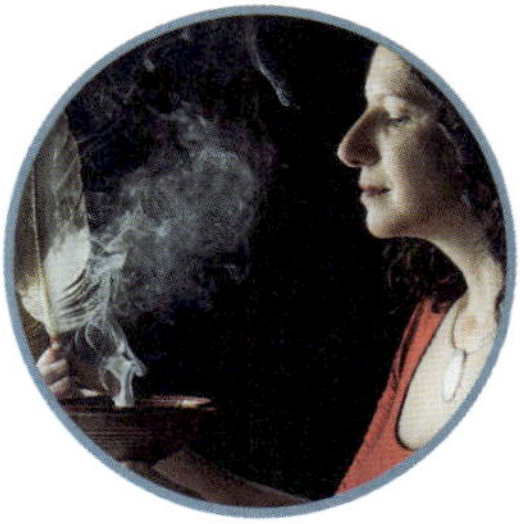

## Der zauberhafte Moment

Jetzt den Räucherduft genießen, als ob man an einer Blume riecht (nicht »inhalieren«) und/oder mit dem Räuchergefäß durch den Raum gehen, um mit der Räucherfeder den Duft zu verteilen (→ auch »Räuchern in drei Schritten«, Seite 61 f.).

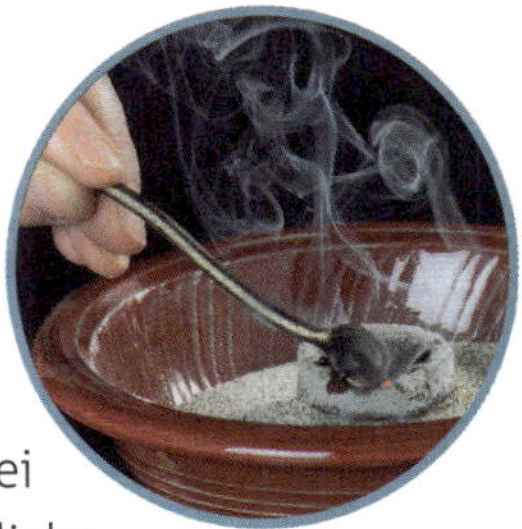

## Jetzt wird es brenzlig

Wenn der Duft beginnt, brenzlig zu werden, das Räucherwerk sofort mit dem Löffel von der Kohle herunterkratzen und im Sand ausdämpfen – das ist wichtig! Bei Kräutern sind das oft nur wenige Augenblicke, Harze und gute Mischungen können länger auf der Kohle bleiben. Erinnere dich: Die Wirkung entsteht mit dem Duftimpuls – und nicht durch Dauerbeduftung! Außerdem kann man, so oft man möchte, nachlegen.

## Zu guter Letzt

Wenn die Kohle vollständig verglüht und das Räuchergefäß abgekühlt ist, das Gefäß leicht schütteln. Die Reste setzen sich so an der Sandoberfläche ab. Von dort mit dem Räucherbesen herunterkehren und z. B. als Dünger in die Blumentöpfe geben. Der Sand kann mehrmals wiederverwendet werden, bis er schließlich grau und unansehnlich ist.

SEELEN FUNKE

## BESTANDTEILE DER RÄUCHERZEREMONIE

Schon die Gegenstände der Räucherzeremonie bringen dich in Kontakt mit allen Elementen:

- Räuchergefäß (Erde) aus Keramik oder Steinzeug mit flacher Schale und mindestens zwölf Zentimeter Durchmesser
- Räucherlöffel (aus Metall) zum Dosieren, Auflegen und Entfernen der Kräuter
- Kohlenzange (Holz oder Bambus) zum sicheren Halten der Kohle beim Anzünden
- Räucherbesen aus Naturgras (Erde) zum Reinigen des Sandes, des Gefäßes und des Räucherplatzes
- Muschelsand (Wasser) als Schutz vor zu starker Erhitzung und vor dem Verkleben des Gefäßes
- Räucherkohle (Feuer) – bitte nur hochqualitative verwenden
- Räucherfeder (Luft) oder Fächer zum Anfächeln der Kohle und Verteilen des Duftes

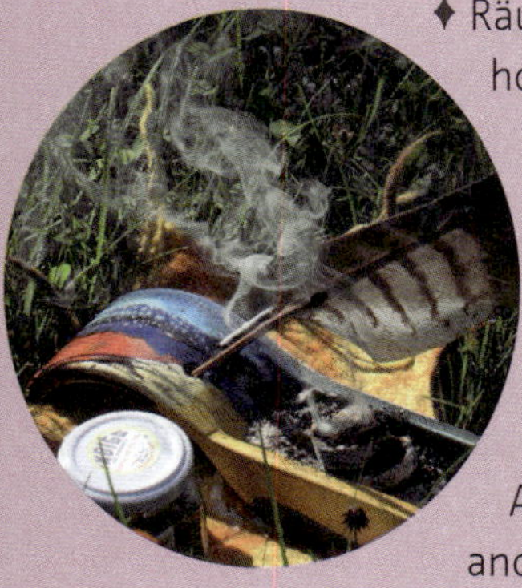

Zudem brauchst du Zeit, eine positive Haltung (Äther) und Achtsamkeit für den Freiraum anderer.

# Richtig und achtsam räuchern

Viele versprechen sich vom Räuchern, dass sich alle Probleme wie von selbst lösen, dass Geldsorgen verpuffen, körperliche und seelische Schmerzen verfliegen und sich Konflikte einfach auflösen. Das Räuchern ist aber ein Weg der Achtsamkeit, um sich herausfordernden Situationen liebevoll anzunehmen. Im Räuchern gehen wir nicht gegen die Probleme an, sondern schauen bewusst hin und versuchen zu lernen. Die Kraft der Pflanzen unterstützt dabei den Prozess der Wandlung. Das Ritual zu vollziehen hilft dabei, im Hier und Jetzt zu sein und zielgerichtet und achtsam in die Bewusstwerdung zu gehen. Räuchern ist wie eine Entdeckungsreise. Je höher die Aufmerksamkeit, umso höher ist der Grad der Wirkung.

## Richtig räuchern für den Menschen – für dich!

Eine Räucherung in drei Schritten – Reinigung, Harmonisierung und Aufbau – ist sinnvoll, wenn man sich intensiv mit einem Thema auseinandersetzen möchte, und bietet den direktesten Weg, um die in der Minus-Plus-Liste (→ Seite 58) gewonnene Haltung zu integrieren. Lege bei jedem der Schritte ein bis zwei Prisen des passenden Räucherwerkes auf die Kohle. Fächle dir oder der zu beräuchernden Person den Duft zu, oder stelle dich über das Gefäß, damit der Rauch aufsteigen kann. Nimm den Duft über den Atem und über die Haut auf.

SEELEN FUNKE

## DIE MINUS-PLUS-LISTE

Die Minus-Seite dient der Bewusstwerdung und dem Annehmen des Problems, der Situation. Die Plus-Seite zeigt den positiven Sinn, wo das Ziel liegt und welchen Weg du einschlagen könntest. Sie hilft dir, die passenden Räucherstoffe zu finden und auszuwählen.

- Wähle den Bereich, für den du räuchern möchtest: den räumlichen (Wohnung, Firma, Haus, Garten, ...) oder den Lebensbereich (Gesundheit, Materielles, Beziehung, Beruf, Spiritualität, Haustiere ...).
- Nimm mit allen fünf Sinnen wahr, was ist: Notiere auf der linken Seite eines Zettels alles Störende oder Belastende, das dir im gewählten Bereich auffällt. Was bereitet Probleme, wo fehlt etwas?
- Nimm eine neue Haltung dazu ein: Notiere auf der rechten Seite das positive Gegenteil dazu. Nutze deine Intuition, dein Bauchgefühl, bis du Begriffe findest, die sich richtig gut anfühlen.
- Öffne dich für Inspiration und Entfaltung: Verbrenne die negative Seite, und lese die positive aufmerksam durch. Was ist der Sinn dieser Krise, was lehrt sie dich? Öffne dich für Erkenntnisse und Inspiration oder, wenn du möchtest, die Gnade und den Segen des Höchsten.

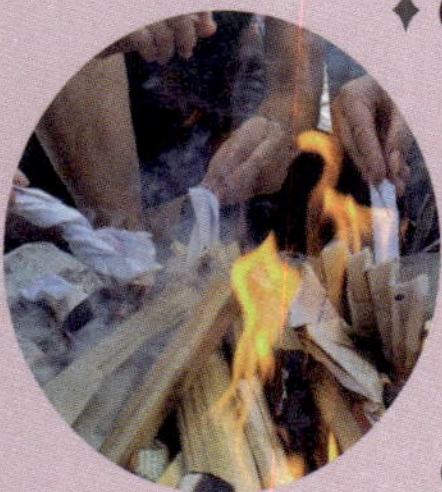

**Reinigende Pflanzen:** Myrrhe, Kampfer, Drachenblut, Salbei, Eukalyptus, Kamille, Eichenrinde, Baldrian, Weide, Holunder, Elemi ...
**Harmonisierende Pflanzen:** Zirbe, Dammar, Styrax, Sandelholz, Tonkabohne, Pfingstrose, Lavendel, Linde, Mistel, Kümmel, Malve, Angelikawurzel, Waldmeister, Cistus Labdanum, Frauenmantel, Majoran ...
**Stärkende Pflanzen:** Weihrauch, Copal, Tanne, Johanniskraut, Alantwurzel, Rose, Gewürznelken, Zimt, Lorbeer, Melisse, Sonnenblume, Minze, Thymian, Wacholder ...

## Räuchern in drei Schritten

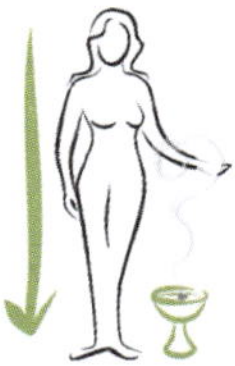

### Schritt 1: Reinigung

Lege die Aufmerksamkeit auf das Ausatmen, und stelle dir vor, wie alles Belastende sich in Rauch auflöst. Was passiert im Körper, welche Bilder und Gefühle tauchen auf, welche Gedanken steigen hoch? Lass es aus dem Inneren fließen. Nimm angenehme Eindrücke liebevoll an, und lasse weniger Angenehmes durch bewusstes, verstärktes Ausatmen sanft los. Lege so oft Räucherwerk nach, bis du ein Gefühl der Erleichterung und Klarheit verspürst.

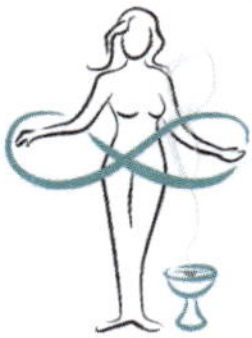

### Schritt 2: Harmonisierung

Atme gleichmäßig und wellenförmig, als würde jeder Atemzug eine Achterschleife über deinen Körper legen, nach oben bis zum Scheitel und nach unten bis zu den Füßen.

Spüre dann in deine linke und rechte Körperhälfte hinein, verlagere sanft das Gewicht von links nach rechts, wiege dich ein wenig. Lege so oft Räucherwerk nach, bis du ein Gefühl der Harmonisierung und Balance verspürst.

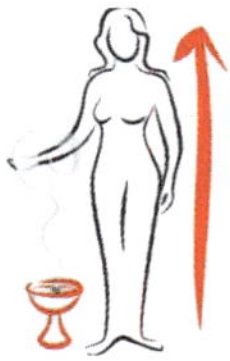

**Schritt 3: Aufbau**
Stelle dir vor, du bist ein Baum und nimmst mit jedem Atemzug Kraft und Energie von Wasser und Erde durch deine Wurzeln, deine Sohlen auf. Von oben strömen die Kräfte der Luft und des Feuers über den Atem, den Kopf und die Arme in dich hinein. In dir verbinden sich die Elemente und füllen dich mit Leben. Lege so oft Räucherwerk nach, bis du ein Gefühl der Stärkung und Verwurzelung spürst.

## Richtig räuchern in Räumen

Bei Neu- oder Umbau, Hauskauf oder Übersiedlung, familiären Veränderungen, drückender Wohn- und Arbeitsatmosphäre oder gar nach einem Einbruch steigt das Bedürfnis, richtig auszuräuchern.

Günstige Zeitpunkte:
**Jetzt!** Wann immer du das Bedürfnis hast, räuchere in genau diesem Moment. Es unterstützt dich gerade in Zeiten der Veränderung.

**Zum Ende natürlicher Rhythmen:** in den Tagen vor Neumond oder in den Raunächten. Hier sind die Kräfte der Natur zurückgezogen, und das Räuchern gelingt leichter.

**Am Ende persönlicher Zyklen:** in Kombination mit Haus- und Wohnungsputz, Betriebsurlaub, Revisionsarbeiten. Zum Ende oder Beginn von Lebensabschnitten wie Geburtstag, Schulabschluss, Hochzeit, Geburt, Pension ...

## Räuchern in drei Schritten

Bei Haus- und Raumräucherungen ist der Einsatz professioneller Mischungen effizienter und angenehmer als das Nutzen einzelner Räucherstoffe. Erstelle auch hier als Ausgangsbasis eine Minus-Plus-Liste. Die drei Räucherschritte sollten an einem Tag durchgeführt werden. Wenn das Haus zu groß ist, lieber in einzelne Abschnitte aufteilen. Nach der Hausräucherung entspanne dich. Trink etwas, und gehe an die frische Luft. Spüre beim Zurückkommen: Wie ist der Duft – was hat sich verändert? Hänge deine Plus-Liste an einem gut sichtbaren Ort auf, und prüfe in den nächsten Wochen nach, in welchen Bereichen es positive Veränderungen gibt.

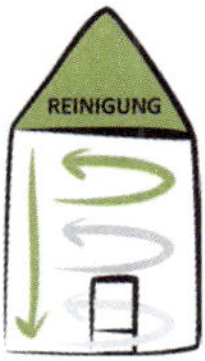


### Schritt 1: Reinigung

Die Fenster sind geschlossen, damit die Wirkstoffe ihre Arbeit tun können. Leg reinigendes Räucherwerk auf die Kohle, gehe beim Räuchern gegen den Uhrzeigersinn durch den Raum, um die reinigende (Minus-)Energie einzubringen. Bei mehreren Stockwerken: von oben nach unten. Sobald es brenzlig riecht, Räucherwerk entfernen und neu nachlegen, bis der ganze Raum vom Duft erfüllt ist. Nach der Reinigung die Fenster öffnen und alles gut durchlüften.

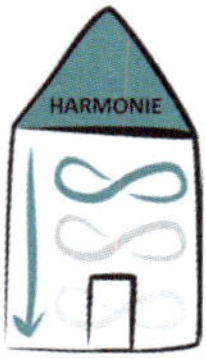


**Schritt 2: Harmonisierung**
Die Fenster sind noch offen, damit überschüssige Elemente hinaus- und fehlende aus der Natur hereinfließen können. Lege harmonisierendes Räucherwerk auf, schwenke das Gefäß sanft in Achterschleifen vor dir, und bewege dich in natürlichem Fluss durch den Raum. Sobald der Duft brenzlig wird, Räucherwerk entfernen und neu nachlegen, bis es fein und harmonisch duftet. Diesmal in jedem Raum gleich die Fenster schließen, damit die Harmonie erhalten bleibt.

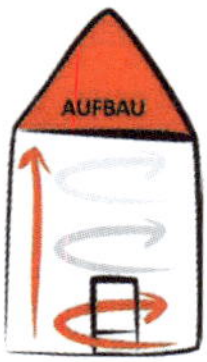


**Schritt 3: Aufbau**
Die Fenster sind nach dem Harmonisieren geschlossen. Lege aufbauendes Räucherwerk auf die Kohle, bewege dich im Uhrzeigersinn durch den Raum. Sobald der Duft brenzlig wird, Räucherwerk entfernen und neu nachlegen, bis der aufbauende Duft den Raum erfüllt. Die Fenster bleiben zu. Wenn es mehrere Stockwerke gibt: Räuchere von unten nach oben!

## Richtig räuchern für Tiere

Beim Räuchern für Tiere ist besondere Sensibilität angebracht, da Feuer und Rauch für sie Gefahr bedeuten und sie äußerst sensibel auf Duftstoffe reagieren. Ich habe aber schon oft festgestellt, dass Kühe und Pferde angetrabt kommen, sobald ich zu räuchern beginne – oder mich Hunde und Katzen bei Hausräucherungen begleiten. Wichtig ist, ihnen Zeit und Freiraum zu geben, damit sie dem Rauch ausweichen oder sich den Düften zuwenden können. Bei Tieren finden fein abgestimmte Mischungen meist mehr Anklang als die schneller brenzlig duftenden Einzelstoffe. Stallungen, Boxen, Käfige oder die Decke am Schlafplatz sind Rückzugsorte und Zuhause für das Tier. Sie sollten, wie das Heim der Menschen, regelmäßig gereinigt, harmonisiert und mit neuer Energie versorgt werden. Das gilt auch für Transportboxen, Anhänger oder den Kofferraum, in denen uns Tiere auf Reisen begleiten und zum Tierarzt gebracht werden. Das Tier sollte sich beim Ausräuchern nicht darin befinden. Es gewöhnt sich leichter an den neuen Duft, wenn es in der Nähe bleiben darf, ihn auch am

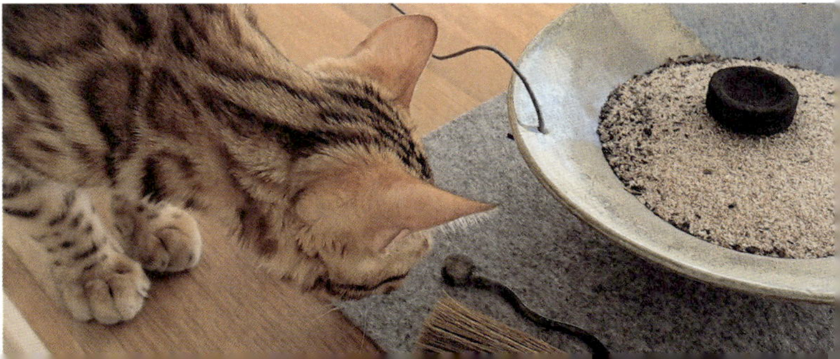

Tierhalter wahrnimmt und ihn vielleicht mit ein paar feinen Streicheleinheiten verbindet.

## Erprobte Methoden

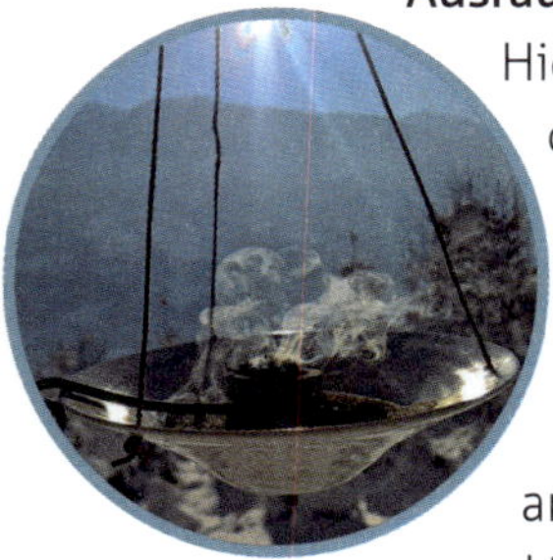

**Ausräuchern von Ställen**

Hier kann die klassische Räucherpfanne oder eine große Schwenkschale mit Räucherkohle verwendet werden. Myrrhe wirkt antibakteriell, desinfizierend und bindet Feuchtigkeit, Kampfer neutralisiert intensive unangenehme Gerüche, Wacholder und Lavendel halten Parasiten fern.

**Direktes Beräuchern des Tieres**

Probiere, wenn das Tier ruhig und entspannt ist, wie es auf das Räuchern mit der Kohle reagiert.
Zünde in einiger Entfernung eine Kohle an, und räuchere einfach mal für dich – beobachte dabei sein Verhalten. Wenn das Räuchern Teil deines Alltags ist und dich entspannt, werden es auch deine Tiere als angenehm empfinden. Weitere Möglichkeiten sind, in ihrer Nähe ein Räucherstövchen aufzustellen, einen vertrauten Gegenstand, ein Halstuch oder eine Decke für das Tier mit dem Duft zu präparieren und aufzulegen, eine Bürste oder einen Waschlappen über den duftenden Rauch zu halten und damit das Tier sanft von oben nach unten abzustreichen.

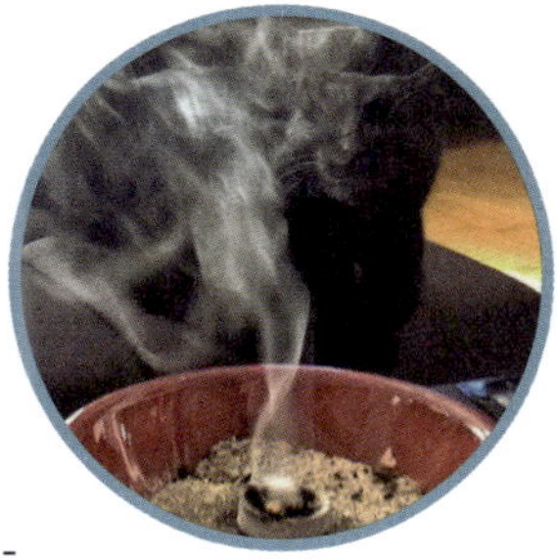

**Für das Wohlbefinden der Tiere**

Nach OPs, Unfällen, Verletzungen oder Kämpfen mit Artgenossen wirkt Thymian entkrampfend und beruhigt das Nervenkostüm. Für Magen und Verdauung wirkt der Kümmel förderlich. Er entkrampft und hilft bei Koliken. Indischer Weihrauch stärkt den Magen. Kamille und Myrrhe lindern Entzündungen im Maul- und Rachenraum und sind desinfizierend. Bei Erkrankungen der Atemwege unterstützen Thymian, Fichtenharz und Eukalyptus sowie Salbei.

**Wenn's juckt und kratzt**

Lästige Fliegen oder Mücken plagen Tiere häufig. Hier kann das Räuchern mit gemahlenem Kaffee, Beifuß oder Lavendel helfen. Bei Milben, Flöhen oder Zecken in Fell und Gefieder helfen Wacholder und Myrrhe.

**Ruhig Blut**

Nervösen oder ängstlichen Tieren (und ihren Haltern) kann geholfen werden: Kamille und Melisse helfen Hunden, cool zu bleiben, wenn sie gern kläffen oder angriffslustig sind. Lavendel und Baldrian beruhigen den Geist, wenn Tiere nachts unruhig sind oder nicht so gern allein gelassen werden. Thymian und Lärche machen Hasenfüße mutig, und Kamille besänftigt eifersüchtige Tiere, wenn ein neues Familienmitglied dazukommt.

# Rituale für mehr Harmonie

Räuchern ist ein urzeitliches Ritual und dient als Botschaft an den Himmel – an die unsichtbaren höheren Welten und als Begleiter in unser Unterbewusstes. Eine Zeremonie ist ein sichtbares Zeichen für die Außenwelt. Sie besteht aus mehreren Teilen und wirkt festigend und verbindend durch ihre wiederkehrenden Abläufe. Ein Ritual ist ein wirksames Zeichen für die Innenwelt. Es ist der heilige Kern einer Zeremonie, der Moment der Veränderung, der Übergang, bei dem sich innerlich eine Haltung verändert und wir diese Veränderung im Kreise Nahestehender feiern. Jede einzelne Räucherung ist ein Ritual. Sie öffnet dein Bewusstsein, um Altes und Hinderliches loszulassen, gibt dir Stabilität und Halt in turbulenten Zeiten – oder verschafft dir einfach eine kleine Pause. Aus einer Räucherung gehst du meist gestärkt und ermutigt hervor, mit wachen Sinnen und einem mutigen, liebenden Herz.

## Feste und heilige Zeiten

Feste sind regelmäßige »erlaubte Pausen« in der Fülle des Alltags. Sowohl unsere keltischen als auch unsere christlichen Vorfahren erkannten, dass wir regelmäßige Pausen brauchen – daraus entwickelten sich »Brauchtum« und die entsprechenden großen und kleinen Feste und Feiern (Feiern = »ein Feuer machen«). Jedes Volk hat seine eigenen Zeremonien und Rituale, um Wendepunkte zu feiern.

- Feste der Natur: Jahreszeiten, Sonnenwende, Mondzyklen …
- Lebensfeste: Geburt, Geschlechtsreife, Hochzeit, Erfolg oder Sieg, Verabschiedung, Todesfall

## Die keltischen und christlichen Jahresfeste liegen nah beieinander

Die Zeitpunkte sind meist mit dem Sonnen- oder Mondstand verknüpft, sodass die Datumsangaben abweichend sein können.

### 2. Februar

**Anlass:** Fest des Neubeginns
**Keltisch:** Imbolc, Erdfest
**Christlich:** Lichtmess
**Fördert:** Visionen und Impulse
**Geeignete Pflanzen:** Sandelholz, Mastix, Copal, Sal-Harz, Waldmeister, Lärche, Minze

### 21.–23. März

**Anlass:** Frühjahrs-Tagundnachtgleiche
**Keltisch:** Ostara, Sonnenfest
**Christlich:** Ostern
**Fördern:** Selbstausdruck und Wachstumskraft
**Geeignete Pflanzen:** Weihrauch, Fichte, Weide, Föhre, Tanne, Kaffee, Veilchen, Dammarharz

### Nacht vom 30. April auf den 1. Mai

**Anlass:** Fruchtbarkeits- und Erdweihefest
**Heidnisch:** Walpurgisnacht
**Keltisch:** Beltane, Erdfest
**Fördert:** Sinnlichkeit und Fruchtbarkeit
**Geeignete Pflanzen:** Engelwurz, Galgant, Rose, Zistrose, Holunder, Eiche, Zeder, Beifuß

## 21.–24. Juni

**Anlass:** Sommersonnenwende, Fest des Lichts
**Keltisch:** Litha, Sonnenfest
**Christlich:** Johanni (24. Juni)
**Fördert:** Stärke, Lebensfreude und Lebenskraft
**Geeignete Pflanzen:** Johanniskraut, Alant, Kamille, Königskerze, Sonnenblume, Beifuß, Ringelblume

## 2. August

**Anlass:** Ernte- oder Schnitterfest
**Keltisch:** Lugnasad, Erdfest
**Christlich:** Maria Himmelfahrt (15. August), Kräuterweihe
**Fördert:** Fülle und Erfolg, Dankbarkeit
**Geeignete Pflanzen:** Pfingstrose, Orangenblüten, Fichte, Lorbeer, Copal, Rose, Palo Santo

## 21.–23. September

**Anlass:** Herbst-Tagundnachtgleiche
**Keltisch:** Mabon, Sonnenfest
**Christlich:** Erntedank (meist im Oktober)
**Fördert:** Bilanz ziehen, Vorsorge, Teilen
**Geeignete Pflanzen:** Sandelholz, Zeder, Styrax, Baldrian, Eiche, Linde, Zirbe, Opoponax, Kamille

## Nacht vom 30. Oktober auf den 1. November

**Anlass:** Fest des Gedenkens und des Loslassens
**Heidnisch:** Geister und Ahnen, Unterwelt
**Keltisch:** Samhain, Erdfest
**Christlich:** Allerheiligen
**Fördert:** Loslassen, Beenden, Trauern, Rückzug
**Geeignete Pflanzen:** Eukalyptus, Rosmarin, Tonkabohne, Holunder, Melisse, Sandelholz, Sal Harz

## 21.–24. Dezember

**Anlass:** Wintersonnenwende
**Keltisch:** Yule (Jul), Sonnenfest
**Christlich:** Weihnachten
**Fördert:** Stille, Innenschau, Erlösung, Wiedergeburt des Lichts
**Geeignete Pflanzen:** Weihrauch, Myrrhe, Mastix, Styrax,

Rose, Lavendel, Zimt, Nelke, Kardamom

### Zwischen 24. Dezember und 6. Januar

**Anlass:** Raunächte – Beginn nach dem Sonnentiefstand zur Wintersonnenwende mit Erscheinen des Sternbildes der Jungfrau am Horizont (12 oder 13 Tage und Nächte)
**Fördern:** Abschluss von Altem und Neubeginn, Vorausblick auf das neue Jahr
**Geeignete Pflanzen:** Mistel, Alant, Engelwurz, Wacholder, Thymian

### Neu- und Vollmonde

**Anlass:** Mondfeste – 12 bis 13 Neu- und Vollmonde pro Jahr
**Fördern:** Beginn und Vollendung, Kräfte des Wassers
**Geeignete Pflanzen:** Rotklee, Salbei, Elemi, Baldrian, Weide, Schafgarbe, Linde, Majoran, Frauenmantel, Mistel, Beifuß

## Die Raunächte

Die Raunächte sind die mystischste Räucherzeit des Jahres. Früher wie heute nehmen wir die besondere Zeitqualität wahr, wenn sich das Jahr seinem Ende zuneigt und die Nächte lang und dunkel sind. Es ist die Schwellenzeit des Jahres. Ob du traditionell mit Harzen und Räucherbuschen in der Räucherpfanne räucherst oder lieber auf der Räucherkohle, ist ganz deiner Vorliebe oder den familiären Traditionen überlassen.

### Advent – ankommen

Wir kommen an am Ende des Jahres, halten inne und blicken zurück: Was war gut, was nehme ich mit, und was möchte ich lieber hinter mir lassen?
**Pflanzen zum Ankommen:** Holunder, Baldrian, Majoran

**Nikolaus und Krampus – verzeihen und vergeben**

Jetzt kommt das personifizierte gute und schlechte Gewissen in unsere Häuser. Im Kreis der Familie werden Kindern (warum nicht auch Erwachsenen?) ihre großen und kleinen Vergehen vergeben, und sie werden für gute Taten belohnt. Zeit loszulassen, Zeit des Verzeihens und Vergebens – und nicht Zeit des Bestrafens und Abrechnens, wie es früher oft gehandhabt wurde.

**Pflanzen zum Loslassen und Vergeben:** Rose, Baldrian, Galbanum, Melisse, Eukalyptus, Föhre, Sandelholz

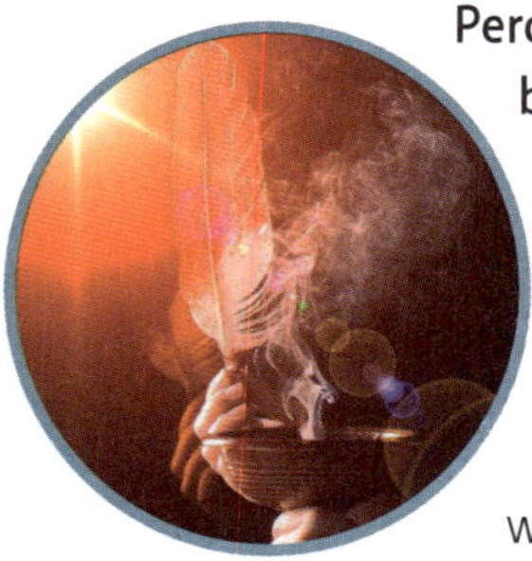

**Perchta, die Wilde Jagd – der Angst begegnen**

Draußen ist es dunkel und kalt, der Melatoninspiegel steigt. Uralte Ängste tauchen wieder auf. »Die wilde Perchta« ist unterwegs. An jedem Sonntag entzünden wir ein weiteres Licht am Adventskranz, als Symbol dafür, einen mutigen Blick auf unsere Ängste zu werfen und sie zu überwinden. An diesen Tagen ist es günstig, die Minus-Plus-Liste (→ Seite 58) des Jahres zu erstellen. Gern auch im Kreis der Familie. Altes loszulassen und Platz zu schaffen für Neues ist die sinnvolle Basis für die drei großen Räucherschritte der Raunächte.

**Pflanzen zum Loslassen:** Kümmel, Thymian, Opoponax, Johanniskraut, Eukalyptus, Linde, Dammar

**Reinigend in die Tiefe gehen und den Heiligen Abend feiern**

Die Sonne steht zwischen 21. und 24. Dezember an ihrem tiefsten Punkt. Die beste Zeit, um alte Energien zu bereinigen. Harmonisiert wird erst zum Jahreswechsel und aufgebaut rund um den Dreikönigstag.

Sieh dir deine Plus-Liste nochmals durch, und nimm dir in diesen drei Tagen die Zeit, das gesamte Haus samt Keller, Dachboden, Fahrzeugen, Sportgeräten etc. zu räuchern und so für das kommende Jahr zu reinigen (z. B. klassisch mit Myrrhe und Salbei oder mit Kampfer, Eukalyptus ...).

An Heiligabend dürfen in den Räumen, in denen gefeiert wird, der balsamische Duft von Weihrauch und das vanillige Styrax nicht fehlen – um hier die Wiederkehr des Lichts zu feiern.

SEELEN FUNKE

## DAS RAUNACHT-TAGEBUCH

Jede der Raunächte gilt als Lostag für die zwölf oder 13 Mondmonate des kommenden Jahres (immer ab Neumond). Besondere Ereignisse der Raunächte können Hinweise geben, auf welche Lebensbereiche wir besonders achten sollten oder wo wir neue Impulse setzen möchten. Pflanzen beim Tagebuchschreiben: Schafgarbe, Waldmeister, Linde, Weide, Salbei.

**Harmonisierender Jahreswechsel**

Silvester ist die Mitte der Raunächte. Wir schließen Frieden mit Freunden, Familie und Nachbarn und wünschen einander Glück. Wir nehmen uns Zeit für Erholung und Ruhe. In den Tagen rund um den Jahreswechsel ist die Zeit günstig, um Harmonie und Balance ins Zuhause hineinzuräuchern.

Auch deinen Tieren in Haus und Hof kannst du Gutes tun und sie mit beruhigenden Düften von Lavendel, Baldrian oder mutmachendem Thymian auf die Silvesterknallerei vorbereiten.

**Energievoller Start ins neue Jahr**

Sternsinger bringen mit Segenssprüchen, Liedern und Weihrauchduft neue Energie ins Haus. Zum Ende der Raunächte mit dem Dreikönigstag gehen wir mit stärkenden Räucherstoffen durchs gesamte Haus – Sonnenkräuter, Weihrauch oder die Kräuter vom hohen Frauentag im August. Erfülle dein Zuhause von unten bis oben mit energievollen Düften, und gehe auch die Wohnungs- oder Grundgrenze ab, um den Hausfrieden, die Kraft und die Gesundheit aller zu stärken. Hier sind Weihrauch und Copal wunderbar, ebenso wie Wacholder und Rosmarin.

## Der richtige Zeitpunkt

Wenn du gerade jetzt in einer schwierigen Situation bist, ist auch »gerade jetzt« die richtige Zeit, um ein

Räucherritual durchzuführen. Die natürlichen Rhythmen von Sonne und Mond und auch persönliche Rhythmen im Leben können die reinigende, harmonisierende und aufbauende Wirkung einer Räucherung enorm unterstützen.

**Reinigende, auflösende Rituale**
– für Abschluss, Trennung, Verlust, Tod:
Nutze den Sonnenuntergang und die Nacht, den Samstag (Saturday = Saturntag, Hüter der Grenze), den Sonnentiefststand zur Wintersonnenwende (21. bis 24. Dezember) oder Neumond. Aber auch dann, wenn in deinem Leben etwas zu Ende geht.

**Harmonisierende, ausgleichende Rituale**
– für Vertrauen, Ausgleich, Harmonie, Frieden:
Nutze die Schwellenzeiten: Morgendämmerung, Abenddämmerung, Raunächte, Silvester. Aber auch persönliche Wartezeiten und Pausen, Urlaub, Arbeitslosigkeit, Rekonvaleszenz.

**Stärkende, aufbauende Rituale**
– für Eröffnung, Neubeginn, Start, Geburt:
Nutze den Sonnenaufgang, den Sonntag, den Dreikönigstag, den Sonnenhöchststand zu Johanni (21. bis 24. Juni) oder auch einfach den Vollmond. Aber auch, wenn in deinem Leben etwas Neues beginnt oder an Höhepunkten.

SEELEN FUNKE

## DUFTEND GUTE VORSÄTZE

Wie wäre es, stille, duftende gute Vorsätze durch den Rauch in den Himmel steigen lassen, statt Raketen hochzujagen?
Versammelt euch zu Mitternacht um eine Feuerschale, legt Räucherkugeln, Harze aus dem Wald, anhebende Räuchermischungen oder selbst gemachte Räucherzwerge in die Glut, und sprecht eure guten Vorsätze aus. Positiv, achtsam und kraftvoll formuliert!

## Dein heilender und heiliger Raum

Es waren immer die spirituellen Führer eines Volkes, die Rituale leiteten. Sie sollten die Verbindung zwischen Himmel, Mensch und Erde bekräftigen und erneuern. Ritualleiter stellten sich als Kanal zur Verfügung, weshalb einem Ritual oft Zeiten des Fastens und der Visionssuche vorausgingen.
Ich finde es heute noch wichtig, sich auf ein Ritual vorzubereiten und darauf einzustellen, ihm volle Aufmerksamkeit zu widmen und die Energien klar und positiv zu halten. Vermeide Alkohol, Zigaretten, Drogen, Krach und möglichst auch elektronische Geräte und Handys. Rituale sind ein Eingriff in unseren Energiekörper und sollen mit genauso hoher Achtsamkeit durchgeführt werden wie ein Eingriff in unseren physischen Körper.

Wenn du zu einem Ritual nach der Indigo-Methode die fünf Elemente und die beiden Bewegekräfte Plus und Minus einlädst, stellst du sicher, dass alles »rund läuft«. Der heilige Raum kann klein sein und auf der Mitte eines Tisches stehen (wie z. B. der Adventskranz). Er kann das Zentrum eines Raumes bilden, um das man herumsitzt, oder du kannst damit ein ganzes Gebäude umspannen. Bei Plätzen in der Natur verwende das, was vorhanden ist, betone es nur durch Säuberung und natürlichen Schmuck. (Ich befreie beispielsweise immer eine Quelle von Laub und Ästen, wenn ich dort ein Ritual durchführe.)

Die Elemente kann man durch ihre tatsächliche Erscheinungsform einbinden, indem man den Ritualplatz damit schmückt, aber auch durch das Aufstellen von Kerzen, Symbolen oder die Verwendung der zum Element passenden Farben.

Die Bewegekräfte werden bewusst gelenkt durch verschiedene Klänge und Rhythmen, Bewegungen oder rituelle Gesten sowie durch das Nutzen von Licht und Dunkelheit.

**Farben**

Feuer: Rot, Orange, Glutrot
Wasser: Türkis, Blau, Grün – alle Farben des Wassers
Luft: Alle Pastellfarben, Himmelblau
Erde: Alle satten Erd- und Brauntöne, Pflanzengrün
Äther: Violett, Lila, Indigoblau

**Gegenstände**

Feuer: Kerzen, Feuerschale, Laterne
Wasser: Gefüllte Wasserschale, Krug, Kelch
Luft: Federn, Konfetti, Girlanden, Luftballons
Erde: Steine, Münzen, Früchte, Samenkörner
Äther: Kugel, Ring, spirituelle Symbole

Diese Gegenstände oder Kerzen kannst du in den entsprechenden Himmelsrichtungen aufstellen, um deinen heiligen Raum zu schaffen und ihn zu begrenzen. Dabei gibt es unterschiedliche Zuordnungen. Kreiere eine für dich schlüssige Ordnung, die dir Sicherheit, Halt, Struktur und Ordnung gibt. Eben einen »heiligen, heilenden Raum«. Ich persönlich verwende die keltische bzw. die indische Zuordnung der Elemente zu den Himmelsrichtungen, weil sie unseren archaischen Wurzeln entspricht. Aber auch die Zuordnung des Medizinrades der amerikanischen Ureinwohner ist in sich schlüssig.

**Keltisch oder indisch**

Feuer: Osten – aufgehende Sonne
Wasser: Westen – untergehende Sonne
Luft: Norden – Klarheit, Kälte, das Denken
Erde: Süden – Fruchtbarkeit, Wärme, das Tun
Äther: Mittelpunkt, Zentrum
Plus: Sonne, männlich, das Geben
Minus: Mond, weiblich, das Nehmen
Ausgleich: Erde als Basis aller Elemente

**American Natives (Medizinrad)**

Feuer: Süden – Sonnenhöchststand

Wasser: Westen – Sonnenuntergang

Luft: Osten – das freie Land, daher kommt der Wind

Erde: Norden – wo die Berge das Gebiet begrenzen

Äther (Spirit): Zentrum, Mittelpunkt

Plus: Vater Sonne, Männliche Energie, das Göttliche

Minus: Mutter Erde, Weibliche Energie, das Irdische

Ausgleich: Großmutter Mond

SEELEN FUNKE

TAKE NOTHING BUT MEMORIES ...

Nimm nichts mit außer Erinnerungen (also nicht zu viele Souvenirs wie Steine, Pflanzen, Muscheln, um den Platz nicht zu schwächen). Hinterlasse nichts außer Fußspuren (nimm deinen Müll wieder mit!).

## Der Ablauf eines Rituals

1. Vorbereitung des Raumes und der Gegenstände
2. Eröffnung, Verkündung des Zweckes
3. Begrüßung der Teilnehmenden
4. Installieren des heiligen Raumes und Verbindung mit dem Himmel und der Erde
5. Verbindung mit dem heiligen Raum

6./7. Aktive Handlungen des Gebens und Nehmens

8. Abschluss

Als ein Beispiel will ich dir hier den Ablauf eines Loslass-Rituals nach einer Trennung vorstellen.

1. **Vorbereitung** des Raumes und der Gegenstände – Räucherdüfte: Salbei, Myrrhe
2. **Eröffnung** – Ich sage laut: »Hiermit beginnt das Ritual zum Loslassen der Beziehung zu …«
3. **Begrüßung** – Ich begrüße die beiden Personen (A und B), die an der Beziehung beteiligt sind, und die Beziehung selbst – auch wenn eigentlich nur ich, einer der Betroffenen, anwesend bin.
4. **Installieren** – Ich installiere den heiligen Raum, indem ich die fünf Elemente und die männliche und weibliche Energie einlade. Ich spreche laut:
   »Ich lade das Element Feuer ein«, stelle die Kerze für das Element Feuer auf und entzünde sie.
   »Ich lade das Element Wasser ein«, stelle die Kerze für das Element Wasser auf und entzünde sie.
   »Ich lade das Element Luft ein«, stelle die Kerze für das Element Luft auf und entzünde sie.
   »Ich lade das Element Erde ein«, stelle die Kerze für das Element Erde auf und entzünde sie.
   »Ich lade den Äther ein«, stelle die Kerze für den Äther in die Mitte und entzünde sie.
   »Ich lade die männliche Energie ein« und mache eine Handbewegung von unten nach oben.
   »Ich lade die weibliche Energie ein« und mache eine Handbewegung von oben nach unten.

5. **Verbindung** – Ich verbinde mich mit dem heiligen Raum: Ich strecke die Arme zum Himmel und verbinde mich nach oben – ich stelle mich stabil und sicher hin und verbinde mich mit der Erde.
6. **Geben** – Belastendes loslassen: Ich schreibe alles auf, was mich in der Beziehung belastet und gestört hat, und verbrenne den Zettel. Währenddessen verzeihe ich mir meine Fehler, vergebe dem Partner, wo er mich verletzt hat – soweit es im Moment möglich ist; Räucherdüfte hierfür: Eukalyptus, Beifuß
7. **Nehmen** – Schönes mitnehmen: Ich schreibe alles auf, was ich an schönen Erinnerungen und Eigenschaften mitnehme, wofür ich dankbar bin und was ich mir von einer zukünftigen Beziehung wünsche. Dafür entzünde ich eine neue Kerze und versöhne mich dadurch mit dem Thema »Beziehung«, damit Neues entstehen kann; Räucherdüfte hierfür: Lavendel, Alant, Sonnenblume, Rose

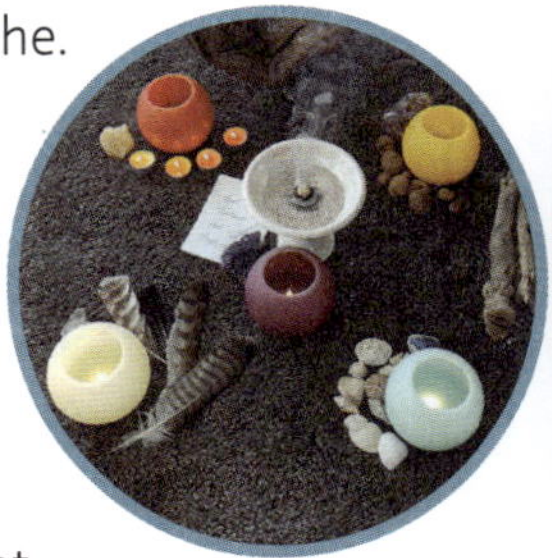

8. **Abschluss** – Ich verwende gern die Worte »Möge Segen sein!« Das bedeutet: Möge für alle Beteiligten das Bestmögliche geschehen.

Dann löse ich den Ritualraum auf, stelle das neue Licht zum Thema Beziehung an einen sicheren Ort und lege die positive Dankbarkeitsliste darunter. Wann immer ich gute Energie für eine neue Beziehung brauche, kann ich diese Kerze erneut entzünden.

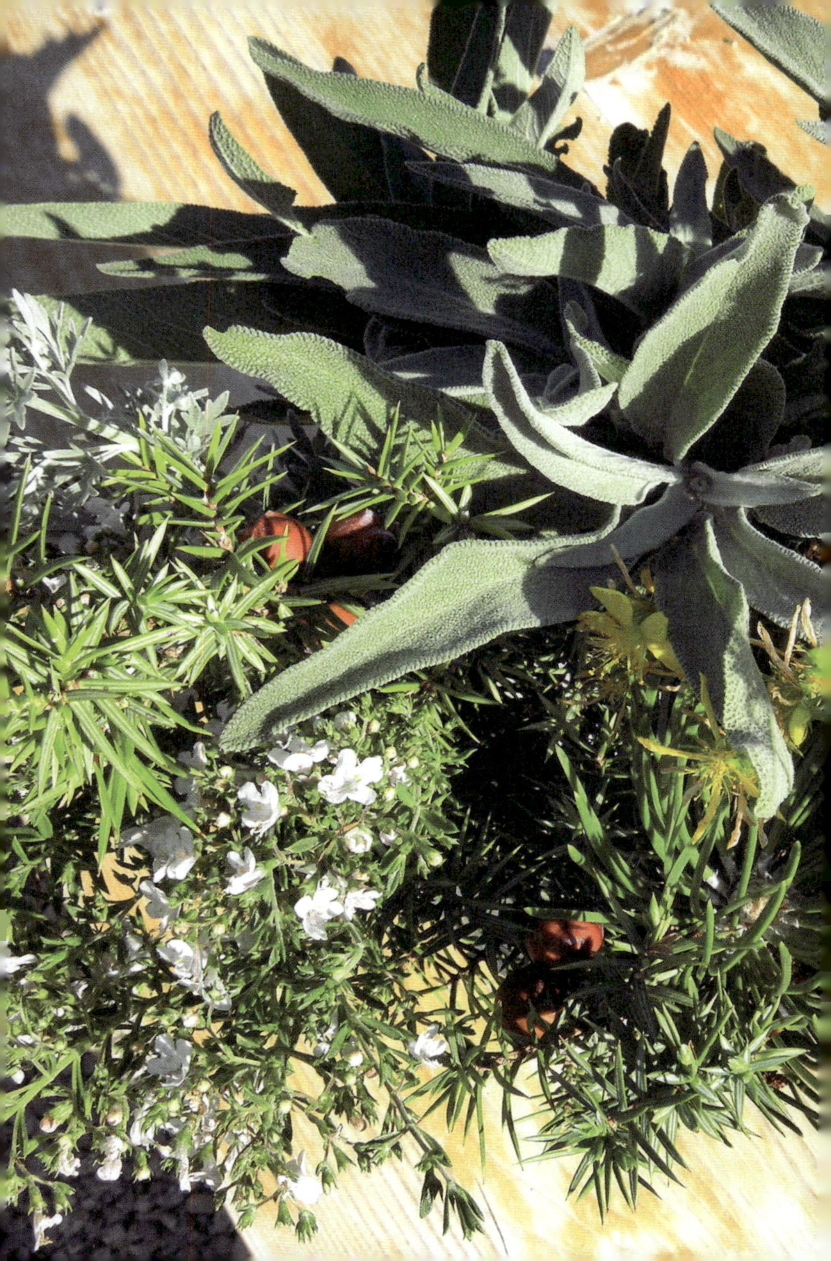

# Pflanzen als Wegbegleiter der Seele

Räuchern ist ein Spaziergang für die Seele: Durch heimische Wiesen und Gärten, zu der Kraft der Bäume – sogar in deiner Küche finden sich aromatische Räucherwerke. Folge dem verführerischen Duft balsamischer Harze aus aller Welt, oder tauche ins Meer der Blüten ein! Finde hier die richtigen Wegbegleiter im Auf und Ab des Lebens.

# Eine Schatzkiste voll mit Räucherpflanzen

Die Fülle an Räucherstoffen ist immens, und ich möchte es dir leichter machen, das »richtige Kraut« auszuwählen. Je genauer du weißt, was du möchtest, umso leichter kannst du dich für einen Pflanzenbegleiter oder ein ganzes Team an duftenden Helfern entscheiden. Es gibt unterschiedliche Wege, um herauszufinden, welche Pflanze dir im Moment nützlich sein kann:

**Kopf-Methode:** Ermittle über die Minus-Plus-Liste (→ Seite 58) deine Bedürfnisse, oder suche aus dem Pflanzenregister die passenden Themen.

**Bauch-Methode:** Welche der Beschreibungen oder Pflanzenbilder bringt in deinem Herz- und Bauchgefühl etwas zum Klingen, was berührt dich?

**Körper-Methode:** Wenn du schon Räucherstoffe hast, wähle einfach »der Nase nach« oder mittels kinesiologischem Muskeltest: Konzentriere dich auf das Thema, um das es dir geht. Berühre den Räucherstoff, oder denke an seinen Namen und frage, ob er dich hier unterstützt. Dann schließe Daumen und Zeigefinger deiner schwächeren Hand. Stecke den Zeigefinger deiner stärkeren Hand in diesen Ring und versuche, ihn an der Stelle, wo die beiden Fingerspitzen sich berühren, zu durchbrechen. Je stärker der Ring hält, umso besser unterstützt dich diese Pflanze bei deinen Themen.

## Was dir der Pflanzensteckbrief verrät

**Name, Familie, Herkunft:** Die erste Begegnung mit einer Räucherpflanze ist wie das Kennenlernen eines neuen Freundes: Wie heißt du, zu welcher Familie gehörst du, woher kommst du?

**Duft – wie die Pflanze zu dir spricht:** Bei ähnlich wirkenden Pflanzen hilft der Duft (oder die Duftbeschreibung) zu entscheiden, welche dir sympathisch ist. Es ist leichter, sich der Wirkung eines dir angenehmen Duftes zu öffnen, wenn er »durch die Blume« zu dir sprechen kann. Deshalb erzählen die Pflanzen in diesem Buch auch in der Ich-Form.

**Räucherenergie:** Dient die Pflanze vorrangig der Reinigung (–), der Harmonisierung (∞) oder dem Energieaufbau (+)? Welches Element wird beim Räuchern frei (zusätzlich zu dem im jeweiligen Pflanzenteil repräsentierten Element), und welche energetischen Besonderheiten bietet die Pflanze?

**Seelenfunke:** Die Essenz, positive Affirmation, ein Meditationskeim als direkte Botschaft der Pflanze an die Seele

**Mensch, Haus, Tier:** Praktischer Nutzen und Beispiele für die Anwendung

## Heimische Pflanzen aus Wald, Wiese und Garten

Barfuß über die Wiese laufen und den Duft der Natur aufsaugen. Heilsame Kräuter von sonnigen Berghängen und an den Ufern der Bäche sammeln oder morgens einfach in den Garten gehen. Jeder Quadratmeter heimatlichen Bodens ist eine reichhaltige Apotheke für die Seele. Öffne beim achtsamen Sammeln die Augen wieder für das Naheliegende, für die duftenden Schätze in deinem Umfeld. Denn Räuchern bedeutet auch ankommen, heimkommen und zu Hause sein.

SEELEN FUNKE

### RÄUCHERTAGEBUCH

Klebe einen getrockneten Pflanzenteil in ein schönes Buch oder in eine Mappe. Notiere den Namen der Pflanze, und lass ein paar Seiten frei für deine eigenen Erfahrungen mit ihr. Was macht sie mit dir beim Räuchern? Wie ist ihr Duft, und welche Zeit in deinem Leben begleitet sie? Ich wähle jedes Jahr eine heimische Pflanze, mit der ich mich anfreunde – aber meistens wählt die passende Pflanze mich aus!

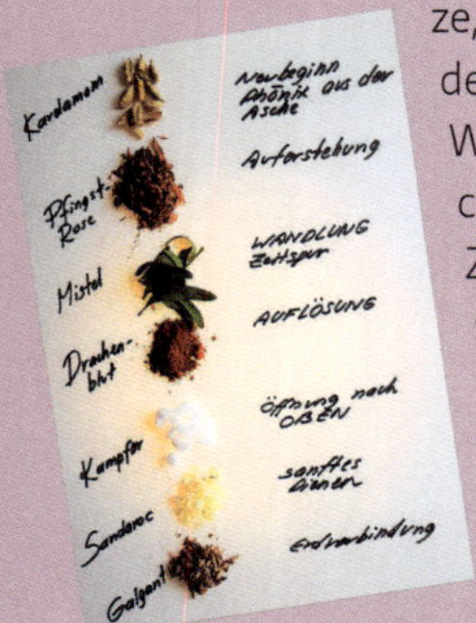

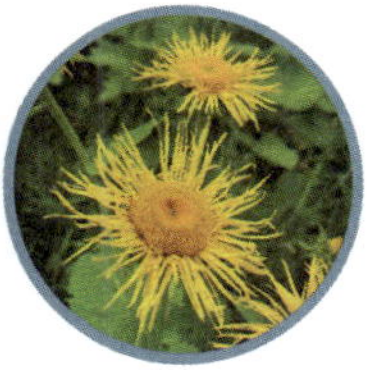

## ALANT (Echter Alant *Inula helenium)*

Sonnenwurz, Korbblütler, in Europa, Afrika, Asien heimisch

**Verwendet werden:** Wurzel, Blüten

**Duft:** Würzig-warm, holzig-frisch

*Ich mache dir Appetit aufs Leben und richte dich auf, wenn du am Boden liegst. Deine Gefühle können sich stabilisieren, die Gedanken sind klar, und du leuchtest von innen heraus. Ich begleite dich lichtvoll, stärkend durch tiefe Veränderungen und kann für dich heilsame, heilige Räume schaffen.*

**Räucherenergie:** (+) Feuer und Wasser/basisgebend, aufrichtend, strahlend

**Seelenfunke:** Ich fühle, ich denke, ich leuchte – ich bin!

**Mensch:** Ausdauer, Aufrichtung und Aufrichtigkeit; erhellend in dunklen Zeiten des Lebens wie bei Winterdepression und Melancholie; macht ein gutes Bauchgefühl und schenkt Lebensfreude; kraftspendend besonders auch für Diabetiker (er verfeinert den Geschmackssinn)

**Haus:** Für Krankenzimmer und dunkle Räume, beim Reinigen und Segnen, beim Weihen von heiligen Räumen und Gegenständen (Amulette, Heilsteine); Schutz für Haus, Hof und Stall; für Tierarztpraxen

**Tier:** Bei Husten und Asthma; ausleitend, abführend; gibt Kraft bei Unruhe und Stress, schenkt mehr Ausdauer; stärkt bei Muskelverletzungen und lindert bei Hautunreinheiten und Juckreiz

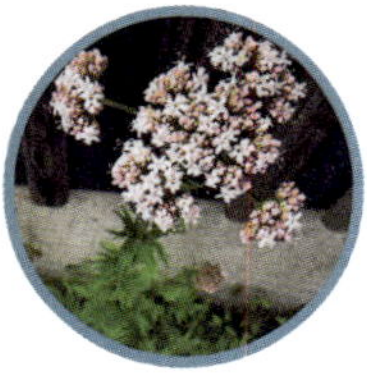

## BALDRIAN *(Valeriana officinalis)*

Baldriangewächs, in Eurasien und Amerika heimisch

**Verwendet werden:** Wurzel, Blüten

**Duft:** Wässrig, erdig, modrig

*Lasse dich ruhig in meine Arme sinken. Du darfst langsam sein, Pause machen und träumen. In meiner Geborgenheit kannst du deine tiefsten Abgründe und dunkelsten Schatten erforschen. Vom Stress des Alltags abschalten und einfach Seele sein. Dein inneres Kind freut sich über den sicheren Ort, den ich ihm biete. Komm, fühl dich wie zu Hause!*

**Räucherenergie:** (–) Wasser – weich, sinkend, entstrahlend

**Seelenfunke:** Ich bin Seele und ruhe tief in mir.

**Mensch:** Für guten Schlaf und das Gefühl menschlicher Wärme; zum Loslassen, für mehr Gelassenheit; wirkt beruhigend und entstressend bei länger andauernden Belastungen

**Haus:** In unruhigen Räumen, in Therapieräumen für die Arbeit mit Träumen, vergangenen Leben oder Aufstellungen; begleitend bei Entzug und dem Aufarbeiten von Traumata; in allen Schlafräumen für Schutz, Entspannung und Beruhigung

**Tier:** Besänftigend bei Einsamkeit und Verlassenheit und vor dem Lärm der Silvesternacht; Lockmittel und Aphrodisiakum für Katzen

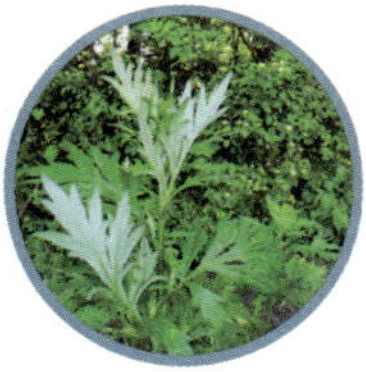

## BEIFUSS (Gemeiner Beifuß *Artemisia vulgaris)*

Korbblütler, beheimatet in Europa und den gemäßigten Gebieten Asiens und Nordafrikas; als Neophyt in Nordamerika

**Verwendet werden:** Blätter, Blütenrispen

**Duft:** Krautig, würzig, frisch

*Ich bin der Hüter der Grenze. Ich helfe auch sanften Menschen, bewusst Ja oder Nein zu sagen. Ich reinige durch das Feuer und schütze dort, wo Grenzen überschritten oder verletzt wurden, egal ob körperlich, geistig oder emotional. Ich stehe den Frauen zur Seite, der Weiblichkeit und der Intuition.*

**Räucherenergie:** (+/–) Feuer und Wasser – trennend, begrenzend, sprühend

**Seelenfunke:** Bewusst und kraftvoll sage ich Ja oder Nein.

**Mensch:** Eines der stärksten Frauenheilmittel beim Räuchern; wahrer Balsam für den Unterleib bei Bauchschmerzen, Menstruation und Geburt; für die Weiblichkeit, die Intuition und das Lustgefühl; hilft beim Trauern, wärmt ein erkaltetes Herz; stärkt auf Reisen; lehrt uns, Grenzen zu setzen, zu achten und zu hüten

**Haus:** Starke Reinigung, Schutz und Segen, Abwehr negativer Energien (Anspannung, Mobbing)

**Tier:** Grenzen und Freiräume achten lernen; beim Training zum Abbau von Fehlverhalten an der Haustüre, beim Fressen, bei Zerstörungswut, an der Leine, bei unerlaubtem Springen auf Bett oder Couch

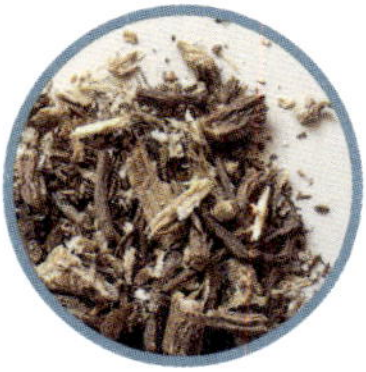

## ENGELWURZ *(Angelica archangelica)*

Angelikawurzel, Doldenblütler, wächst in den gemäßigten Gebieten der Nordhalbkugel

**Verwendet wird:** Wurzel

**Duft:** Holzig, erdend, herb

*Lass mich ein Engel, ein Bote für dich sein. Ich gebe dir Boden unter den Füßen, wenn Entscheidungen oder Prüfungen anstehen. Fest verwurzelt und mehr als menschengroß stehe ich hinter dir. Zur Reinigung, zum Schutz, wenn du Stabilität, Nerven und Kraft brauchst. Auch bei inneren und äußeren Turbulenzen des Lebens, bleibst du im Einklang mit dir selbst.*

**Räucherenergie:** (∞) Wasser und Erde – fließend, tragend, haltend

**Seelenfunke:** Stabil und gefühlvoll lenke ich mein Leben.

**Mensch:** Emotionale Stärke bei Lampenfieber, Ängsten oder Alpträumen; erdend und fruchtbarkeitsfördernd, sensibilisierend und bewusstseinserweiternd; bringt uns in Einklang mit dem höheren Selbst; stabilisiert den Kreislauf bei Schwindel, in der Pubertät und in den Wechseljahren

**Haus:** Reinigung, Abwehr, starker Schutz bei negativen Einflüssen von außen

**Tier:** Schützt ängstliche Tiere; wirkt antiseptisch bei infektiösen Erkrankungen, abwehrsteigernd; für Tiere, die sich schwer in einer Hierarchie behaupten können

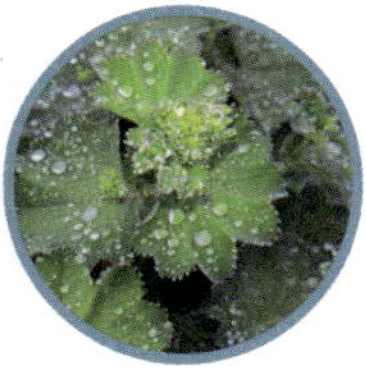

## FRAUENMANTEL *(Alchemilla)*

Rosengewächs, beheimatet in Eurasien, Afrika, Himalaya, Nordamerika; in den Alpen »Silbermantel« genannt

**Verwendet werden:** Blätter, Blüten

**Duft:** Krautig, herb, grasig

*Sanft begleite ich dich in diese Welt. Egal ob deine Reise hier einen Tag oder ein Leben dauert. Sammle dich, lass dich fallen, ich mache dich weich. Zart streichle ich deine Wunden des Körpers, des Herzens, der Seele und helfe dir, den Sinn zu erkennen. Ich schenke dir einen Tropfen des Wassers des Lebens, der vom Mangel in die Fülle führt.*

**Räucherenergie:** (∞) Wasser – sammelnd, zentrierend, erweichend

**Seelenfunke:** Ich bin das Wasser des Lebens!

**Mensch:** Beliebt in Frauenheilkunde und Alchemie; gleicht Mangelzustände aus; für elastische Blutgefäße, erweichend bei PMS und Wechseljahren; balanciert Hormone, behütend bei Frühgeburt, bei Verlust eines Babys und der Verabschiedung von Sternenkindern

**Haus:** Alle Räume für Frauen, zur Geburt, beim Frauenarzt, bei Wochenbettdepression, für eine tiefere Mutter-Kind-Bindung und Urvertrauen; Zufluchtsorte für Frauen, Frauenkreise, Ahninnen

**Tier:** Begleitend bei Geburten, verbindend, wenn das Junge nicht angenommen wird; beruhigend vor dem Kastrieren oder Sterilisieren; behütend

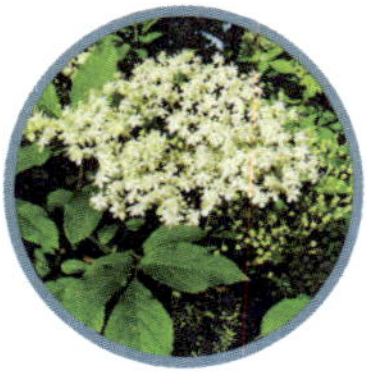

## HOLUNDER (Schwarzer Holunder *Sambucus nigra)*

Holler, Elderbaum; Moschuskrautgewächs
**Verwendet werden:** Blüten, Beeren
**Duft:** Erdig, herb, bitter

*Meine weißen Blüten und die schwarzen Beeren stehen für die Gegensätzlichkeiten des Lebens. Geburt und Tod, Licht und Dunkelheit, Geben und Nehmen. Ich kann dein Schutz- und Ahnenbaum sein, dich von Neid und Missgunst reinigen und dich bei Übergängen begleiten. Vergangenheit, Gegenwart und Zukunft treffen sich. Lerne von mir, den rechten Zeitpunkt zu spüren.*

**Räucherenergie:** (–) Erde – kanalisierend, entstört Energiekreuzungen

**Seelenfunke:** Ich bin beschützt – ich bin zu Hause.

**Mensch:** Bei Erkältung und Fieber, wirkt schweiß- und harntreibend, blutreinigend, entgiftend; stabilisierend bei Schicksalsschlägen, Depression, Traurigkeit, Neid und Missgunst; bei Hellsicht, Channeling, Tarot und Orakeln; führt die Familie zusammen und schützt sie

**Haus:** Wohnstatt für den Hausgeist, Brücke ins Jenseits, schafft Platz für Neues; als Glücksbringer, Schutzamulett; bei Lebensfesten

**Tier:** Gegensätzliche Tiercharaktere harmonisieren, dient zur Stärkung des Herdengefühls; bei Tierkommunikation; auch, damit Ausreißer wieder gut nach Hause finden

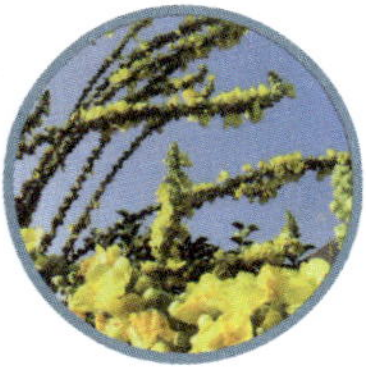

## KÖNIGSKERZE *(Verbascum)*

Braunwurzgewächs, kommt in ganz Eurasien vor

**Verwendet werden:** Blüten

**Duft:** Honigartig, warm

*Ich habe eine stabile Basis und bin eine leuchtende Fackel auf deinem Weg. Wärme, Licht und Farbe bringe ich ins Herz und ins Haus. Ich entfache dein inneres Feuer, so kannst du wahrhaft königlich sein und in Liebe dein Reich, dein Leben regieren. Mit mir kannst du Ursachen erforschen und Probleme an ihrer Wurzel lösen. Ich trage starke Schutzkraft in mir und schenke Orientierung wie ein Leuchtturm. Ich bin ein leuchtendes Licht und wirke durch mein Beispiel.*

**Räucherenergie:** (–/+) Wasser (Blätter 1. Jahr), Feuer (Kerze 2. Jahr) – beständig, aufsteigend

**Seelenfunke:** Ich bin die Königin/der König in meinem Reich.

**Mensch:** Für Menschen in Führungspositionen; für mehr Selbstständigkeit, positive Einstellung und Haltung; begleitet beim Erwachsenwerden, hilft, Verantwortung zu übernehmen; öffnet das dritte Auge (Stirnchakra) für Hellsicht und Meditation

**Haus:** Für die Bildung von Zentren und im Chefbüro; Schutz- und Abwehr; für Feuerwehr, Rettung und Polizei

**Tier:** Wohltuend für die Atemwege, erleichtert das Abhusten; spendet Kraft und Mut; stärkt den »Löwen« in jeder Katze

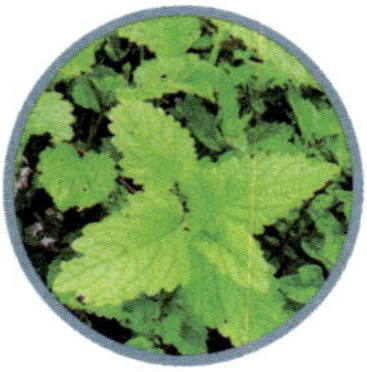

## MELISSE (Zitronenmelisse *Melissa officinalis)*

Zitronenmelisse, Lippenblütler, aus dem östlichen Mittelmeerraum; wurde bereits im Mittelalter in unseren heimischen Klostergärten kultiviert

**Verwendet werden:** Blätter, Blüten

**Duft:** Zitronig-frisch, aromatisch

*Ich bin herzerfrischend! Wenn du nervös oder gereizt bist, helfe ich dir, dich abzukühlen. Bei jeder Art von Kummer tröste ich dein Herz und lindere den Schmerz, wenn sich etwas auf den Magen geschlagen hat. Ich hebe deine Stimmung und muntere dich auf: Kopf hoch! Und in stressigen Zeiten helfe ich dir, cool zu bleiben.*

**Räucherenergie:** (+) Feuer und Luft – zackig, schnell

**Seelenfunke:** Ich bin im Herzen ruhig und gelassen.

**Mensch:** Kühlt das Gemüt bei Stress und Reizbarkeit und besänftigt Liebeskummer; beruhigt nervös bedingte Darm-, Magen- oder Herzleiden; hellt die Stimmung auf und hilft, cool zu bleiben; lindert Neuralgien und Kopfschmerzen sowie Hitzewallungen und Herzklopfen

**Haus:** Bietet Entspannung und Kräftigung in Schlafräumen; erleichtert das Wohnen und Arbeiten mit unruhigen oder schlecht gelaunten Menschen

**Tier:** Hilft reizbaren Tieren dabei, ruhig zu bleiben; Melisse wirkt antiviral, schmerzstillend und krampflösend; beruhigt auch den nervösen Magen

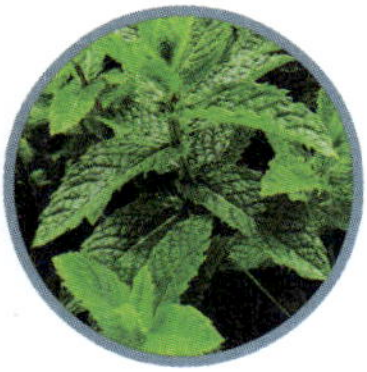

## MINZE *(Mentha)*

Lippenblütler, in den gemäßigten Gebieten der Nordhalbkugel zu Hause; meist feuchter Standort

**Verwendet werden:** Blätter, Blüten, Menthol-Kristalle

**Duft:** Frisch, klar, stechend

*Wenn du einen klaren, freien Kopf brauchst, zielgerichtet und konzentriert sein möchtest, dann bin ich zur Stelle. Ich bringe dich ins Hier und Jetzt und helfe dir, Geist und Körper auszubalancieren. Du kannst frei durchatmen. Verworrenes wandelt sich in Klarheit, Schwindel und Lüge weichen der Wahrheit.*

**Räucherenergie:** (+) Luft und Feuer – zielgerichtet, punktgenau, fokussiert

**Seelenfunke:** Ich bin im Hier und Jetzt.

**Mensch:** Stabilisierend bei Übelkeit, Reisekrankheit und Schwindel; weitet die Atemwege bei Heuschnupfen oder Allergien; bringt nach Schockzuständen zurück ins Hier und Jetzt, führt in die innere Mitte, vermindert die Libido; kühlt nach dem Sport die Muskeln und entspannt

**Haus:** Sehr stark reinigend für den mentalen und emotionalen Bereich; im Büro, in der Kanzlei, bei Gericht, zur Streitschlichtung und beim Mentoring ...

**Tier:** Holt nach Narkose, Schock oder großem Schrecken die Lebensgeister zurück; entspannt die Muskeln, lindert Neuralgien, weitet die Atemwege, vermindert den Fortpflanzungstrieb

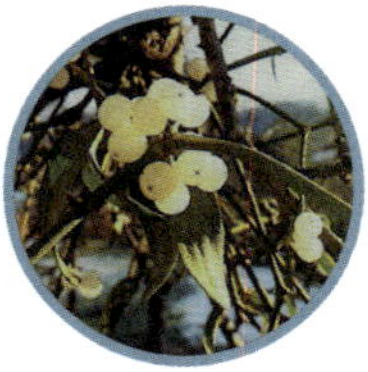

## MISTEL (Weißbeerige Mistel *Viscum album)*

Sandelholzgewächs, in tropischen, subtropischen und gemäßigten Zonen beheimatet

**Verwendet werden:** Blätter, Beeren

**Duft:** Erdig, krautig, warm

*Mit der liegenden Acht der Unendlichkeit begleite ich dich in Zeiten des Wandels und der Transformation. Ich stehe dir in schweren Stunden bei – halte durch! Mit mir kannst du dich mit deinen Ahnen in Verbindung setzen und liebevoll deine Schatten annehmen, um Licht ins Unbewusste zu bringen, für tiefgehende Heilung.*

**Räucherenergie:** (∞) Wasser und Feuer – Achterschleifen, entstrahlend, transformierend

**Seelenfunke:** Ich bin bereit, mich zu wandeln.

**Mensch:** Transformierend in Übergangs- und Schwellenzeiten; bei chronischen Beschwerden; entstrahlend als Begleitung zu Chemo und Bestrahlung; zur Traumdeutung; gibt Sicherheit, stärkt das Rückgrat; Schritt für Schritt vorwärts

**Haus:** In Schlafplätzen, Therapie- und Rehazentren, Praxen von Frauenärzten und Psychotherapeuten; bei Sicherheitsdiensten, Notunterkünften, Tierheimen

**Tier:** Bei chronischen Beschwerden oder in der Rekonvaleszenz; stärkt das Immunsystem; ein Mistelzweig über dem Schlafplatz des Tieres hilft bei unruhigem Schlaf; entstrahlt den Platz

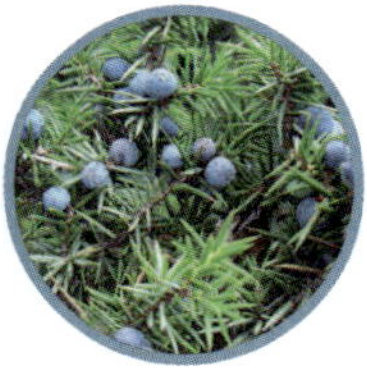

## WACHOLDER *(Juniperus)*

Kranewitter, Zypressengewächs der Nordhalbkugel
**Verwendet werden:** Holz, Nadeln, Beeren
**Duft:** Holzig, waldig, fruchtig, würzig

*Ich bin dein Wächter, dein Ritter und stelle mich mit Schwert und Schild schützend vor dich hin. Ich hüte deine Gesundheit und die deiner Lieben ebenso, wie das Haus und den Besitz. Ich helfe dir, aktiv und wach, aufmerksam und stark zu sein und für dich selbst und deine Grenzen einzustehen.*

**Räucherenergie:** (+) Nadeln: Feuer, Beeren: Äther, Holz: Erde – wehrhaft, aktiv, standfest
**Seelenfunke:** Ich bin wach, aufmerksam und stark.
**Mensch:** Wachhalter, in der Grippezeit keimtötend und abwehrsteigernd; hilft, die Schmerzgrenze rechtzeitig zu erkennen, zur eigenen Kraft und Mitte zu finden; sich gut abgrenzen können; Stoffwechsel aktivierend
**Haus:** Reinigend, bewachend, behütend, beschützend; an der Eingangstüre, an der Grundgrenze, nach Einbrüchen; Reinigung und Schutz für Sportgeräte wie Ski und Fahrräder (vor Diebstahl und Zerstörung); um Fahrzeuge zu reinigen und zu schützen (Marder, Unfälle); Reinigend im Krankenzimmer, in der Sauna oder Schwitzhütte
**Tier:** Keimtötend und abwehrsteigernd bei Erkrankungen (auch im Rudel oder in der Herde); Schutzräucherung für den Stall (Hühner)

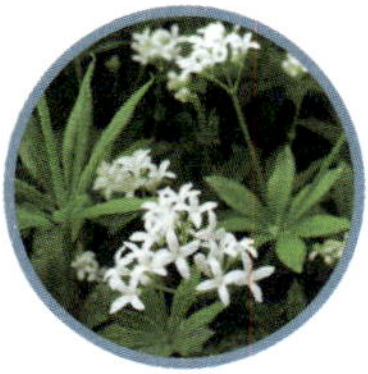

## WALDMEISTER *(Galium odoratum)*

Rötegewächs aus der Gattung der Labkräuter, in den gemäßigten Breiten Eurasiens beheimatet

**Verwendet werden:** Blätter, Blüten

**Duft:** Frühlingshaft, erfrischend, aromatisch

*Ich kann dein Frühlingserwachen, deinen Neubeginn begleiten. Ich bringe dich auf die Beine, stärke deine Mitte und helfe dir, dich neu zu orientieren. Strecke deine Arme aus, und nimm deinen Platz ein. Ich stifte ein liebevolles Beisammensein in der Familie und Ausgeglichenheit von Mann und Frau. Gut zentriert fällt es dir leicht, das Leben auf allen Ebenen zu meistern.*

**Räucherenergie:** (∞) Wasser und Luft – in Fluss bringend, ordnend, verbindend

**Seelenfunke:** Ich liebe mich selbst und bin in liebevoller Verbindung mit anderen.

**Mensch:** Für die Familie; beruhigend während Menstruation und Wochenbett; stärkt bei Frühgeburt; harmonisierend für die Chakren; schenkt Zugehörigkeitsgefühl

**Haus:** Strukturiert und ordnet den Energiefluss auch bei mehreren Ebenen/Stockwerken; festlich bei Neubau und Einzug, Eröffnung und Neubeginn

**Tier:** Beruhigend und entkrampfend, auch mit Lavendel; geburtsbegleitend, stärkend für schwache Jungtiere; dient der Aufnahme in Familie, Rudel, Herde

## Die Kraft der Bäume

Schützend, atmend, erdig-lebendig, verwurzelt, heimatgebend für Mensch und Tier, stehen die Bäume zusammen. Sie laden uns in ihren weiten Raum ein. Bei einem Waldspaziergang gelingt es ganz leicht, die Hektik des Alltags abzustreifen, den Kopf freizubekommen und endlich wieder durchzuatmen. An einen Baum gelehnt, lässt es sich hemmungslos träumen, man kann Ideen nachsinnen, Tränen ihren Lauf lassen oder herzhaft lachen. Räuchern mit den duftenden Geschenken der Bäume schickt dir den Wald ins eigene Zuhause. Es ist ein Spaziergang für die Seele, in Freiheit und Ruhe.

SEELEN FUNKE

### VERWURZLE DICH

Stell dir vor, du schlüpfst bei einer Räuchermeditation in einen Baum hinein: mit den Füßen in die Wurzeln, Beine, Becken und Oberkörper schmiegen sich in den Stamm, die Arme sind die Äste, und der Kopf hebt sich empor bis in die Krone – fest verwurzelt in der Erde, offen für die Schätze des Himmels.

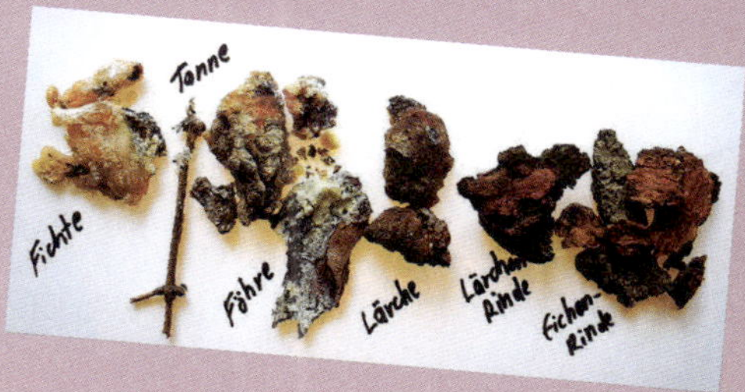

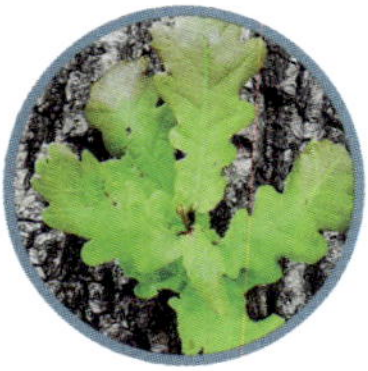

## EICHE *(Quercus)*

Aus der Familie der Buchengewächse; wichtigste Laubbaumgattung der Nordhalbkugel

**Verwendet wird:** junge Rinde

**Duft:** Erdig, leicht stechend

*Ich werde »Baum der Ewigkeit« genannt, mich gibt es seit Millionen von Jahren, und ich kann 30 Generationen von Menschen kommen und gehen sehen. Ich trage uraltes Wissen und die Kraft der Erde in mir. Wenn du zur Ruhe kommen oder gerechte Entscheidungen treffen möchtest, lehne dich an meinen Stamm, entlade dich von überschüssigen Energien. Du bist bei mir sicher.*

**Räucherenergie:** (–) Erde – zusammenziehend, nach unten verankernd, entschleunigend

**Seelenfunke:** Ich bin da! Zuverlässig, ausdauernd und langlebig.

**Mensch:** Die Eiche verbindet die Generationen miteinander; sie steht für Ausdauer, Beständigkeit und das hohen Alter; fördert Kontinuität, Zusammenhalt und materielle Sicherheit

**Haus:** Für Generationenhäuser, bei der Übergabe von Erbschaft, Hof oder Firma an die nächste Generation; in Altenpflegeheimen

**Tier:** Bei schlecht heilenden Wunden zusammenziehend; stärkt die Ausdauer, das Durchhaltevermögen und Standhaftigkeit von labilen oder schwächlichen Tieren; entschärft brenzlige Situationen; für gesundes Altern

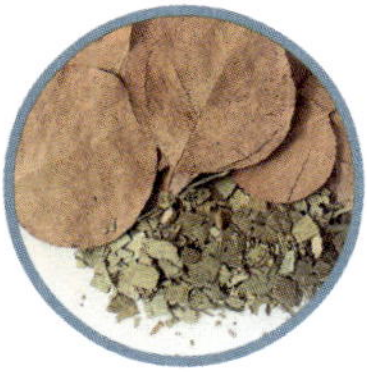

## EUKALYPTUS (Blauer Eukalyptus *Eucalyptus globulus)*

Myrtengewächs: heimisch in Australien, Indonesien

**Verwendet werden:** Blätter

**Duft:** Frisch, zitronig, harzig, herb

*Hast du Sehnsucht nach Freiraum, Freiheit und Freizeit? Immer wenn es dicht wird in deinem Leben, kann ich für mehr Weite und Luft sorgen. Gehe mit mir hinaus aus engen, vollgestopften Räumen und entrümple dein Leben. Lass den Stress hinter dir, lockere den Griff einengender Lebenssituationen oder beklemmender Ängste, und lege schwere Lasten von deinen Schultern ab, für mehr Leichtigkeit und Schwung in deinem Leben.*

**Räucherenergie:** (–) Luft – erleichternd, weitend, loslösend

**Seelenfunke:** Ich bin frei.

**Mensch:** Befreit die Atemwege, klärt den Geist und weitet das Herz; hilft, sich aus bedrückenden Situationen zu befreien, Abstand zu gewinnen, Ängste und alte Verhaltensmuster loszulassen, sich zu erfrischen

**Haus:** Intensiv reinigend und kühlend, z. B. in Sauna- und Wellnessbereichen; schafft Freiraum; perfekt fürs Aufräumen vollgestopfter Räume und zum Entrümpeln; für Antiquitätengeschäfte, Flohmärkte

**Tier:** Besänftigt die Atemwege, nimmt Enge- und Angstgefühle, erfrischt nach Anstrengungen, kühlt erhitzte Gemüter; reinigend nach Gefangenschaft oder nicht artgerechter Haltung

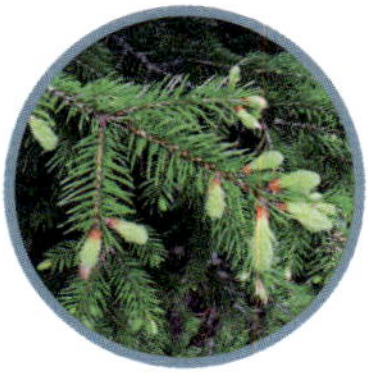

## FICHTE *(Picea)*

Kieferngewächs, beheimatet auf der ganzen Nordhalbkugel

**Verwendet werden:** Nadeln, Harz, Rinde, Holz

**Duft:** Warm, waldig, harzig, intensiv, nach Lagerfeuer

*Ich diene den Menschen gern, bin nützlich und hilfsbereit – als atmender Wald, als Baumaterial oder als wärmendes Feuer. Wir sind jung, dynamisch, aufstrebend – doch oft nur wenig geerdet und stehen daher gern in der Gruppe beisammen. Wenn der Wind durch unsere Äste rauscht, hörst du uns reden.*

**Räucherenergie:** (+) Luft – aufstrebend, Schubkraft, kommunikativ, jung

**Seelenfunke:** Ich bin jung und strebe hoch hinaus!

**Mensch:** Macht »Feuer unterm Hintern«; wirkt belebend, kommunikativ – für erfolgsorientierte Menschen, die hoch hinauswollen; hilft, Druck gut aushalten zu können; für Teamwork, in der Pubertät

**Haus:** Hebt die drückende Atmosphäre an; für Wachstum in aufstrebenden Unternehmen, für hohe Gebäude und Türme; in Jugend- und Integrationszentren

**Tier:** Bei Erkältungskrankheiten mit festsitzendem Schleim und bei Hexenschuss und Rheuma; wirkt desinfizierend, keimtötend; für schnelles Wachstum und starkes Selbstvertrauen und ein gutes Zusammenspiel in der Gruppe oder Herde

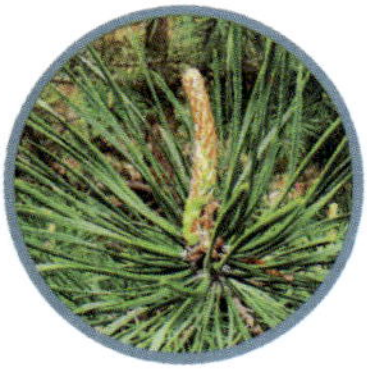

## FÖHRE (auch Kiefer *Pinus*)

Kieferngewächs wie Legföhre-Latsche, Zirbe und Pinie, vor allem auf der Nordhalbkugel beheimatet

**Verwendet werden:** Nadeln, Harz, Rinde sowie das Holz

**Duft:** Harzig, würzig, terpentin-ähnlich

*Ich bin dein Licht in dunkler Nacht. Als Kienspan leuchte ich dir auf allen Wegen und helfe dir, deine Schmerzgrenze zu erkennen. Ich begleite dich aber auch über die Grenzen des Bewussten hinaus und verbinde Himmel und Erde für dich.*

**Räucherenergie:** (∞) Luft und Erde – bündelnd, kanalisierend, leuchtend

**Seelenfunke:** Ich kann Grenzen achtsam setzen und hüten und über sie hinauswachsen.

**Mensch:** Verstand und Herz verbindend; hilft, Abschied zu nehmen, Brücken zum Jenseits zu bauen; beim Kartenlegen, bei Kommunikation mit Geistern, Engeln, Meistern; hilft, widrige Umstände zu meistern, emotionale Verstrickungen zu lösen, sich eine Pause zu gönnen

**Haus:** Für Räume der Heilung und Räume, in denen jemand verstorben ist; für Alm- und Schutzhütten

**Tier:** Zur Wundbehandlung; bei Insektenstichen, Krämpfen, Muskelschmerzen, bei Erkältungen. Dieser Duft ist ein leuchtendes Licht, wenn du ein Tier bei seinem letzten Weg begleitest, und ist Seelenbalsam für alle, wenn es eingeschläfert werden muss.

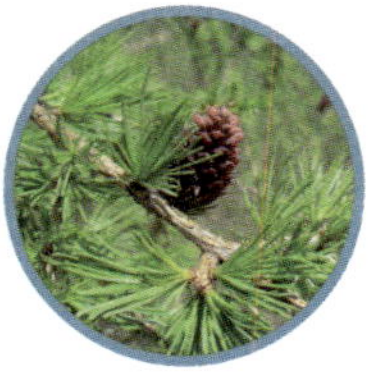

## LÄRCHE (Europäische Lärche *Larix decidua)*

Kieferngewächs, sommergrüne Bäume, die in den nördlichen Ur- und Wirtschaftswäldern wachsen

**Verwendet werden:** Nadeln, Harz, Rinde, Holz

**Duft:** Marzipanartig, stechend, luftig-frisch

*Ich helfe dir, Impulse für einen Neubeginn zu setzen und dabei flexibel und anpassungsfähig zu sein. Ich lehre dich einen gesunden Wechsel von Aktivität und Ruhe und wie du Widerstandsfähigkeit und Robustheit entwickeln kannst. Mit mir gelingt es, deine Kräfte zu bündeln und dein Licht voll Selbstvertrauen leuchten zu lassen.*

**Räucherenergie:** (+) Feuer und Luft – impulskräftig, flexibel, von Punkt zu Punkt

**Seelenfunke:** Ich verändere mich, bin mutig, flexibel und robust.

**Mensch:** Macht Mut und positive Einstellung bei großen Vorhaben; die Kräfte werden gebündelt; für Flexibilität und Widerstandsfähigkeit

**Haus:** Bei Arbeiten an Fenstern und Türen, Dielen und Treppen, für Brücken und Boote

**Tier:** Als Wurmmittel, bei Geschwüren und nässenden Wunden; gut für Blase und Verdauung; schenkt Mut für einen Neubeginn (z. B. neue Besitzer) und macht anpassungsfähig; das eigene Wesen wird von innen heraus gestärkt

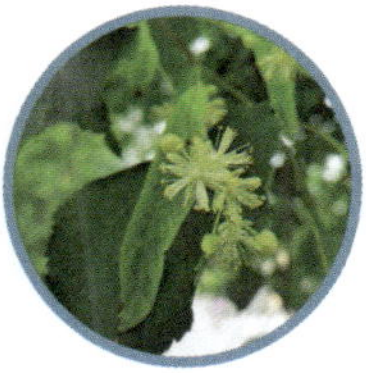

## LINDE *(Tilia)*

Malvengewächs, wächst in den Subtropen und im gemäßigten Klima Mitteleuropas (Sommer- und die Winterlinde)

**Verwendet werden:** Blüten

**Duft:** Süß, krautig, wässrig

*Ich stelle mein Holz in den Dienst der Instrumentenbauer, Schnitzer und Uhrmacher, weil ich so fein, leicht, flexibel und doch fest bin. Meine süß duftenden Blüten sehen aus wie kleine Flügel oder Elfen und bringen die Wasser des Lebens, Musik und Kunst in dir zum Fließen. Stelle dich unter meinen Schutz, lass mich deine Sorgen und Ängste lindern.*

**Räucherenergie:** (∞) Wasser – besänftigend, fließend

**Seelenfunke:** Ich bin gut im Fluss und in meiner Mitte.

**Mensch:** Linderung bei Schlaflosigkeit, Eifersucht und Angst; Erleichterung bei Grippe, Migräne, Menstruationsbeschwerden und Wechseljahren; hilft, negative Gefühle auszuleiten

**Haus:** Dienlich, um ein Zentrum oder einen Mittelpunkt zu schaffen (Dorflinde); für künstlerische Werkstätten; guter Schutz vor negativen Energien; an »Wohnorten« von Elfen und Feen

**Tier:** Leitet übermäßige Hitze aus, besänftigt die Atemwege; kreislaufregulierend; beruhigt Ängste und nächtliche Unruhe; hilft eifersüchtigen Tieren

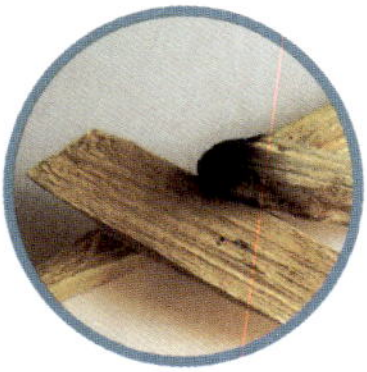

## PALO SANTO *(Bursera graveolens)*

Holz von unterschiedlichen Balsambäumen aus Süd- und Zentralamerika, wie z. B. dem Guajakbaum

**Verwendet wird:** Holz

**Duft:** Weich, warm, holzig, fruchtig, süß

*Ich kann einen spirituellen Raum für dich öffnen. Zum Feiern eines Lebensfestes, für die Liebe, für Kreativität und Fantasie, bei Initiationen – Einweihungsfeiern –, Danksagungen oder Segnungen. Dein physisches Leben und dein spirituelles Sein können einander begegnen. Du bist Seele.*

**Räucherenergie:** (+) Luft – anhebend, festlich, Zugang zur Seele

**Seelenfunke:** Ich bin Seele und feiere mein irdisches Dasein.

**Mensch:** Anregend für Fantasie und Liebesleben, um sich fallen lassen zu können; für Spiritualität, harmonische Verbindung von Körper, Verstand, Gefühl und Seele; bei Segnung und Dankbarkeit

**Haus:** Wenn die Energie für einen Platz, einen Raum oder ein Haus spirituell angehoben werden soll; für heilige Momente; bei Einweihung und Eröffnung

**Tier:** Aphrodisierend und stärkend für die Sinne; hilft nervösen Tieren abzuschalten; für Tierkommunikation und seelischen Kontakt

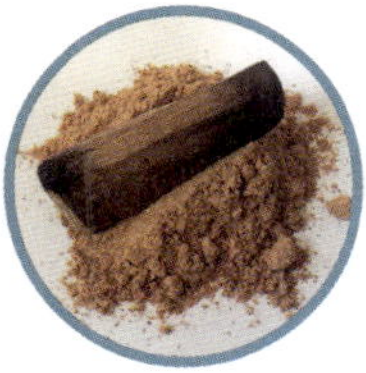

## SANDELHOLZBAUM
*(Santalum album)*

Sandelholzgewächs (gefährdet), Hauptanbau: Indien

**Verwendet wird:** Kernholz

**Duft:** Holzig, blumig, warm, süß

*Bei mir bist du geborgen und sicher. Ich halte und wiege dich sanft in der Umarmung meines Duftes. Schmerzen und Stress treten in den Hintergrund, und du öffnest dich der inneren Weisheit. Im Traum, in der Meditation oder in Visionen eröffnen sich dir neue Möglichkeiten.*

**Räucherenergie:** (∞) Luft und Erde – verbindet oben und unten, umhüllend

**Seelenfunke:** Mein inneres und äußeres Leben ist in Harmonie.

**Mensch:** Entspannend, harmonisierend, schlaffördernd, bei Stress und um Trauer und Schmerz zu bewältigen; begleitet Meditation, Visionen und Träume; hilft dem Zugang zu innerem Wissen, Einkehr und Balance

**Haus:** Fördert die Inspiration bei der Arbeit; ist entspannend und erotisierend im Schlafzimmer; öffnet in Meditationsräumen die Tore nach innen

**Tier:** Beruhigend, antiseptisch, erwärmend, krampflösend; beruhigt gestresste Tiere und hilft beim Verarbeiten von Trauer und Schmerz

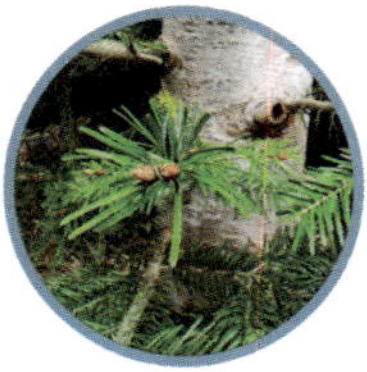

## TANNE (Weißtanne *Abies alba)*

Kieferngewächs, beheimatet in den gemäßigten Gebieten der Nordhalbkugel

**Verwendet werden:** Nadeln, Harz

**Duft:** Frisch, zitronig, klar, weich

*Ich bin die Majestät des Waldes und strahle ruhige Gelassenheit und Kraft aus. Kaum ein Baum wird so groß wie ich. Ich begleite dich, wenn auch du zu deiner wahren Größe gelangen willst. Gut verankert kannst du den Stürmen des Lebens trotzen. Ich stabilisiere das Erdreich unter deinen Füßen, sodass auch große Projekte auf gutem Grund stehen.*

**Räucherenergie:** (+) Wasser – aufbauend, glättend, stabil

**Seelenfunke:** Ich wachse über mich hinaus.

**Mensch:** Bei Frühjahrsmüdigkeit und Erkältung schenkt sie als Baum der Auferstehung neue Kraft.

**Haus:** Die Tanne ist »der« Weihnachtsbaum, das Symbol für die Feier zur Wiederkehr des Lichts; nach Erkältung und Grippe für neue Energie im Haus; bei Arbeiten am Fundament oder wenn es ein sehr großes Haus werden soll; für wohlklingende Musikzimmer

**Tier:** Bei Grippe, Husten und Bronchitis; kraftspendend, wachstumsfördernd und gut erdend für kleine und große Tiere

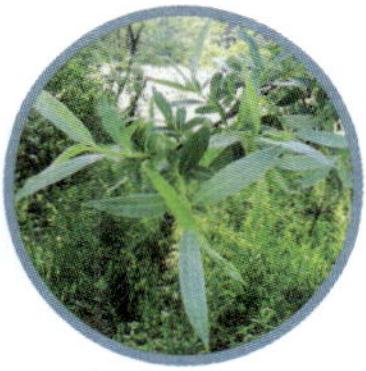

## WEIDE *(Salix)*

Weidengewächs, beheimatet in den nördlichen gemäßigten Zonen bis zur Arktis, an Bächen, Flussufern und Seen

**Verwendet werden:** Rinde, Holz

**Duft:** Wässrig, herb

*Ich bin die Mütterlichste der Bäume, komm unter meine Fittiche. Weich und milde lasse ich harte Worte, spitze Bemerkungen, stechende Schmerzen und quälende Gefühle ins Wasser fließen, an dem ich gern stehe. Das Dunkle wird ins Helle verwandelt, und du kannst dein Herz wieder vor Liebe überfließen lassen.*

**Räucherenergie:** (–) Wasser und Erde – fließend, biegsam, zerstreuend

**Seelenfunke:** Ich bin eine wahre Freundin, einfühlsam und fürsorglich.

**Mensch:** Fördert Einfühlsamkeit, Mütterlichkeit und Fürsorge; stärkt das Mitgefühl und die freundschaftliche Verbundenheit sowie die Mutter-Kind-Beziehung; begleitet Zeiten des Wandels und fördert Resilienz; guter Zugang zur Weiblichkeit

**Haus:** Für ein harmonisches Zusammenleben, schenkt Geborgenheit; als Willkommen für neue Familienmitglieder; steigert die Flexibilität

**Tier:** Immunstärkend, fiebersenkend, antirheumatisch; für den Aufbau einer liebevollen Bindung; zum Beräuchern des Körbchens oder Schlafplatzes für mehr Geborgenheit

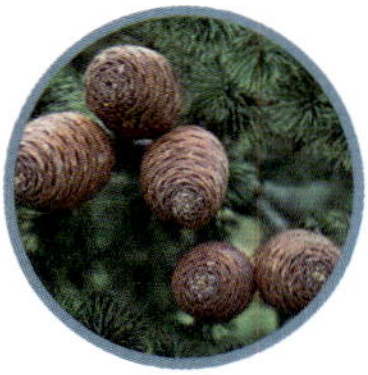

## ZEDER (Atlaszeder *Cedrus atlantica*)

Die Atlaszeder ist ein Kieferngewächs aus dem Nordafrikanischen Atlasgebirge; wächst auch in geschützten Lagen Mitteleuropas (z. B. Bodenseeraum)

**Verwendet werden:** Nadeln, Harz, Holz

**Duft:** Holzig, würzig, warm, herb

*Ich bin ein uralter Räucherstoff und habe unzählige Rituale duftend umhüllt. Meine erdige Kraft stützt dich stabil von unten und gibt dir festen Stand. Mein innewohnendes Feuer transformiert Blockaden und löst alte Verbindungen, sodass deine Kräfte wieder ungehindert fließen können und du klare Entscheidungen treffen kannst.*

**Räucherenergie:** (+) Feuer und Erde – bogenförmig, aufstrebend, schwungvoll

**Seelenfunke:** Ich bin klar, vital und stark.

**Mensch:** Wenn man etwas klarstellen und sich entschuldigen möchte; für Zuversicht, Würde und innere Stärke; bringt Klarheit in Träume und bei der Entscheidungsfindung; für lichtvolle, erkenntnisreiche Meditationen; Schutz bei Hochsensibilität

**Haus:** Starke transformierende Kraft bei magischer und ritueller Reinigung; bringt beim Aufbauen neue Lebenskraft ins Haus; schützt vor Motten

**Tier:** Befreit die Atemwege bei Infektionen, stärkt die Vitalität und Lebensenergie; sorgt für einen starken Schutzmantel bei verängstigten Tieren; für aktive Tiere, die beschäftigt werden wollen

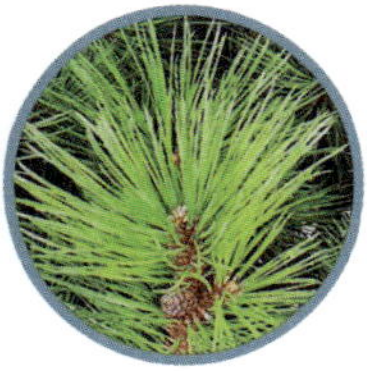

## ZIRBELKIEFER *(Pinus cembra)*

Kieferngewächs aus den Alpen und Karpaten

**Verwendet werden:** Harz, Holz, Nadeln

**Duft:** Holzig, harzig, frisch, balsamisch

*Ich bin die Königin der Alpen und stehe dir bei, wenn du dich großen Herausforderungen stellst. Ich helfe dir über den Berg, wenn du harte Zeiten durchzustehen hast. Bei mir finden das aufgewühlte Herz und der gestresste Körper endlich Ruhe. Mit klarem Duft vertreibe ich dunkle Gedanken und Melancholie. Ich bringe dir Weitblick, Leichtigkeit, Heiterkeit und Standfestigkeit.*

**Räucherenergie:** (∞) Erde und Luft – verbindet unten und oben, entstrahlend

**Seelenfunke:** Ich bin gelassen und ruhig und habe guten Überblick.

**Mensch:** Sorgt für Entspannung bei Stress, Restless Legs, Depressionen, Melancholie und Schlafstörungen; hilft dabei, harte Zeiten durchzustehen (Resilienz)

**Haus:** Entstrahlend und reinigend bei Elektrosmog (wirkt nur vorübergehend, wenn die Ursache nicht behoben wird), Entspannung in der Sauna

**Tier:** Beruhigend bei nervösen und unruhigen Tieren; Entspannung nach Transport und Reise; ein Kissen mit Zirbenspänen hilft, Einsamkeit und Traurigkeit zu überwinden, wenn das Tier eine Zeit lang allein bleiben muss

## Aromatisches aus dem Küchenschrank

Duftende Gewürze aus aller Welt und noch mehr warten in der Küche aufs Kochen und Backen – warum nicht auch aufs Räuchern? Der Duft von frischem Kaffee am Morgen bringt uns in die Gänge. Lorbeer und Majoran wärmen den Körper als Suppengewürz und die Seele von innen heraus. Wenn es in der Vorweihnachtszeit beim Backen nach Zimt und Nelken duftet, sind wir wieder Kind. Räuchern ist Kochen für die Seele – denn die Seele nährt sich an dem, woran sie sich erfreut.

SEELEN FUNKE

### KALORIENFREIES NASCHEN

Einfach einmal eintauchen in die Schublade mit Gewürzen und Kräutertees! Da sind sicher auch bei dir einige Räucherschätze versteckt. Nimm noch ein paar Mischharze dazu (Fichte oder Dammar für Würziges, Styrax für ein duftendes Dessert), den Mörser zur Hand und das Stövchen oder die Räucherkohle aktivieren – und schon gibt es ein besonderes Menü für die Nase. Kalorienfrei!

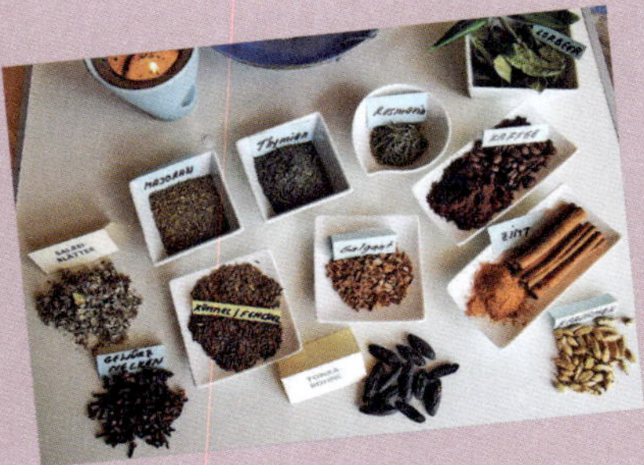

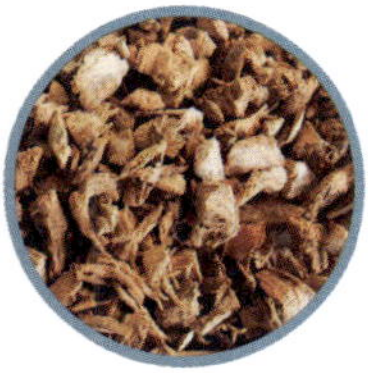

## GALGANT (Echter Galgant *Alpinia officinarum*)

Eine Gruppe von Ingwergewächsen aus Südostasien, Thailand, China, Japan
**Verwendet wird:** Wurzel
**Duft:** Warm, scharf, holzig, frisch, ingwerartig
*Ich bin dein inneres Feuer. Gut gehütet an einer sicheren Stelle liegt die wärmende Glut. Sie schenkt dir Kraft und Sicherheit aus deinem Becken heraus. Die lodernden Flammen wärmen dein Herz, schenken Mut, Courage und Motivation. Der leuchtende Feuerschein erhellt das Gemüt, sorgt für Klarheit und zündende Ideen.*
**Räucherenergie:** (+) Feuer – von unten aufsteigend, ausdehnend, pulsierend
**Seelenfunke:** Mein inneres Feuer brennt kraftvoll, warm und hell.
**Mensch:** Stärkt Magen und Darm, regt den Appetit an, ist sinnlich und aphrodisierend; macht mutig und tatkräftig, dynamisch und umsetzungsstark
**Haus:** Macht das Zuhause zu einem energievollen Kraftzentrum; schenkt Energie und Wärme für Räume, die lange leer gestanden sind oder die sich kalt und ungemütlich anfühlen
**Tier:** Stärkend für kraftlose, erschöpfte oder ängstliche Tiere; weckt deren Lebensgeister neu; förderlich für den Sexualtrieb und die Paarungsbereitschaft

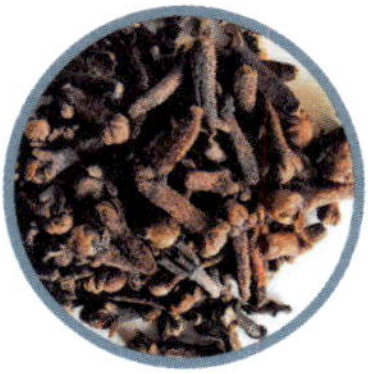

## GEWÜRZNELKE *(Syzygium aromaticum)*

Myrtengewächs aus den Tropen und Subtropen, Molukken, Sansibar, Madagaskar

**Verwendet werden:** Knospen

**Duft:** Fruchtig, süß, würzig, warm, scharf

*Wie eine schützende Hand lege ich mich auf die wunden Punkte. Ich lindere den Schmerz und schicke Wärme und Kraft in die verletzten, offenen Bereiche deines Seins. Mit der Zeit können daraus wertvolle Erfahrungen, »Wunderpunkte« werden, und du öffnest dich behutsam für Neues.*

**Räucherenergie:** (+) Feuer – aufsteigend, öffnend, oben sammelnd

**Seelenfunke:** Behutsam öffne ich mich für Neues.

**Mensch:** Schmerzstillend, beruhigend, fungizid, lindernd bei Schleimhautentzündungen, Zahnweh, Muskel- und Kreuzschmerzen, appetitanregend; wenn die Nerven blank liegen und schmerzen; entschärft und besänftigt Hochsensibilität

**Haus:** Nach Schäden oder Arbeiten an elektrischen Leitungen eines Hauses; bei Überspannung und wenn die Sicherungen dauernd durchbrennen

**Tier:** Fungizid bei Erkrankungen von Zahnfleisch, Maul oder Schleimhäuten; schmerzstillend und kraftspendend; bietet Schutz für gereizte und hypersensible Tiere

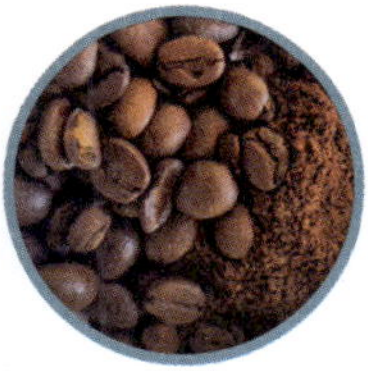

## KAFFEE *(Coffea)*

Steinfrüchte, wächst als Kulturpflanze in tropischen und subtropischen Zonen
**Verwendet werden:** Bohnen, Samen
**Duft:** Warm, trocken, nach Röstaromen, herb

*Ich bin nichts für nervöse Gemüter, aber wenn der innere Schweinehund dich fest im Griff hat oder du gemütlich auf der »langen Bank« lümmelst, kann ich dir einen kleinen Schubs geben. Ich bringe dich auf Trab und sende einen Energieschub in deinen Kopf. Ich bin kein Dauerbrenner, sondern eine effiziente Starthilfe, die dir helfen kann, aufmerksam und konzentriert zu sein.*

**Räucherenergie:** (+) Feuer – aufrichtend, aufsteigend, beschleunigend
**Seelenfunke:** Ich gebe mir einen Ruck.
**Mensch:** Harntreibend, nervenanregend, aktivierend; dämpft den Hunger, wirkt belebend
**Haus:** Um lästige Insekten (und auch Wespen) an lauen Sommerabenden fernzuhalten
**Tier:** Vertreibt Stechmücken und Fliegen; aktiviert kleine und große Faulpelze bei Trägheit; fördert kurzfristig die Aufmerksamkeit

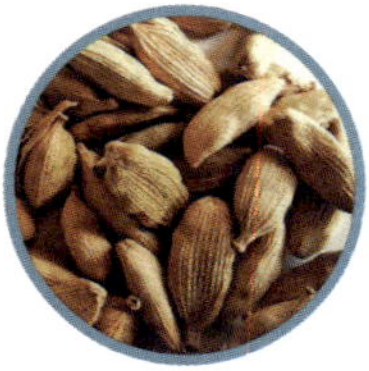

## KARDAMOM (Grüner Kardamom *Elettaria cardamomum)*

Ingwergewächs, verbreitet in Indien, Sri Lanka, Malaysia, Guatemala
**Verwendet werden:** Samen
**Duft:** Warm, scharf, würzig, trocken
**Mischtipp:** die Kapseln durch Mörsern öffnen und die Hüllen entfernen; Samen ebenfalls anmörsern

*Ich helfe dir, alte schützende Hüllen abzulegen und mutig zu neuen Ufern aufzubrechen. Mit beiden Beinen fest auf der Erde, die Arme in die Hüfte gestemmt, stellst du dich den Herausforderungen des Lebens – mit dem Entdeckergeist eines Pioniers und der Ausstrahlung eines Abenteurers*

**Räucherenergie:** (+) Feuer – expandierend, explodiert aus der Mitte heraus
**Seelenfunke:** Ich springe vor Freude in die Luft.
**Mensch:** Regt Appetit, Speichel-, Magen- und Gallensaftsekretion an, spendet Antrieb und Kraft bei Erschöpfung; löst Husten und Kopfschmerz; hilft, aus einem seelischen Tief herauszukommen, sich selbst gut zu spüren und geerdet zu sein
**Haus:** Sprengt alte Strukturen und befreit aus bedrückender Atmosphäre; schafft Raum für Neues
**Tier:** Hebt das Selbstvertrauen und die Ausstrahlung des Tieres; wirkt nervenberuhigend und -stärkend; bereinigt negative Erinnerungen zu vergangenen Erfahrungen

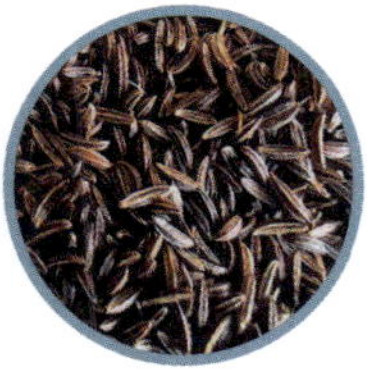

## KÜMMEL (Echter Kümmel *Carum carvi)*

Doldenblütler, beheimatet in Vorderasien, Europa

**Verwendet werden:** Samen

**Duft:** Leicht pfeffrig, frisch

*Wenn die Urtriebkräfte Feuer und Wasser (Emotion und Gefühl) aufeinanderprallen, kann ich das entlastende Ventil sein. Aus einem brodelnden Hexenkessel wird ein Topf leckerer Suppe, die von innen heraus nährt und wärmt. Die Gemüter beruhigen sich.*

**Räucherenergie:** (∞) Feuer und Wasser – ineinanderfließen, entspannen, weiten

**Seelenfunke:** Es gelingt mir, scheinbar Unvereinbares zu vereinen.

**Mensch:** Verdauungsfördernd, entspannend bei Unterleibsschmerzen wie Blähungen oder Krämpfen; treibt die »Dämonen« aus, wenn hitzige Emotionen und überfließende Gefühle aufeinandertreffen; hilft, »schwer Verdauliches« zu verarbeiten

**Haus:** Bei Umbauarbeiten der Wasserleitungen, Kanalisation oder Stromleitungen

**Tier:** Beruhigt jenes aggressive Verhalten, das auf Angst oder Überforderung basiert; hilft, aus instinktiven, unkontrollierten Verhaltensmustern auszusteigen und emotionale innere Spannungen abzubauen

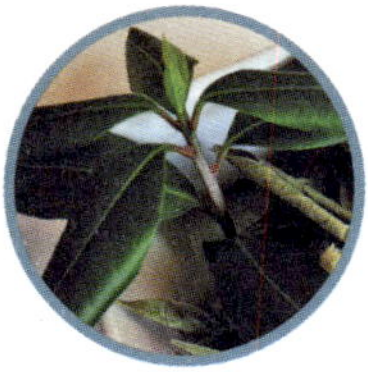

## LORBEER (Echter Lorbeer *Laurus nobilis*)

Lorbeergewächs, ursprünglich aus Vorderasien, heute über den Mittelmeerraum bis nach Nordamerika verbreitet

**Verwendet werden:** Blätter

**Duft:** Warm, erdig, mediterran, krautig

*Ich kränze dein Haupt. Erfreue dich an den kleinen und großen Siegen des Lebens. Gönne dir Zeit, dich selbst und andere zu loben. Jemanden zu ehren ist fern jeder Eitelkeit. Starke Führungspersönlichkeiten haben positive Gedanken und Ziele, ziehen mit ihrem Team an einem Strang, motivieren, fördern individuelle Talente, übernehmen Verantwortung und verstehen es, Erfolge miteinander zu teilen und zu feiern.*

**Räucherenergie:** (+) Feuer – anhebend, aufsteigend, positiv, strahlend

**Seelenfunke:** Ich bin ein würdiger Sieger, ehrenwert und verantwortungsvoll.

**Mensch:** Siege und Erfolge feiern, wenn jemand geehrt, gerühmt oder ausgezeichnet werden soll (Lorbeerkranz); für Frieden und positive Gedanken, Hellsicht und Meditation, Selbstwertgefühl und Führungsqualitäten

**Haus:** Ein duftendes Werbeschild für die Firma; für Ehre und Ansehen und das Feiern von Erfolgen

**Tier:** Hilft bei Laus- und Milbenbefall, Lorbeeröl fördert bei Pferden das Hornwachstum der Hufe; stärkt Rudelführer oder Leittiere

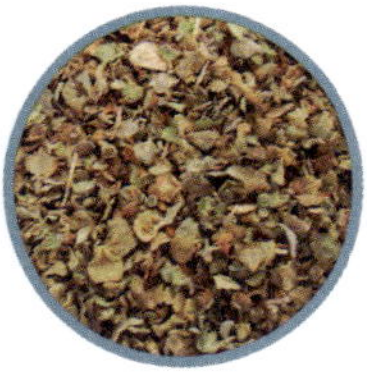

## MAJORAN *(Origanum majorana)*

Lippenblütler (ebenso wie Dost und Oregano), beheimatet ursprünglich in Kleinasien (Zypern, Türkei), heute auch im Mittelmeerraum, in Mittel- und Osteuropa

**Verwendet werden:** Blätter, Blüten

**Duft:** Würzig, feucht, erdig, warm

*Ich glätte die Wogen, wenn du auf deiner Lebensreise aufgewühlt bist und sich dir der Magen umzudrehen scheint. Damit du auch bei schwankender Gefühlslage gut in deiner Mitte bleiben und die Reise genießen kannst. Ich bringe dich in Kontakt mit deinem Urvertrauen.*

**Räucherenergie:** (∞) Wasser – in die Mitte bringen, die Wogen glätten, stabilisieren

**Seelenfunke:** Die Wellen des Lebens tragen mich.

**Mensch:** Stärkt die Verdauung und den Appetit aufs Leben, befreit die Atmung und beruhigt die Nerven bei Schlaflosigkeit; äußerlich angewendet bei Rheuma und Krampfadern, stabilisierend bei See- und Reisekrankheit

**Haus:** Hilft, sich auch in turbulenten Zeiten zu Hause geborgen und getragen zu fühlen; beim Übersiedeln

**Tier:** Magen- und nervenstärkend für die Reise; Auto oder Transportbox vor der Reise ausräuchern (z. B. in Kombination mit Opoponax)

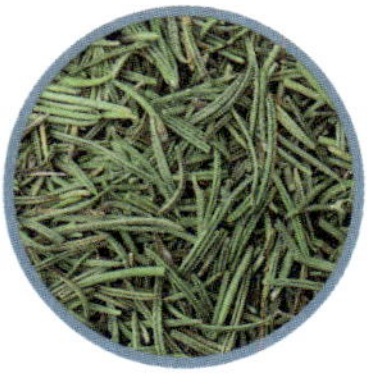

## ROSMARIN *(Rosmarinus officinalis)*

Lippenblütler, beheimatet im Mittelmeerraum

**Verwendet werden:** Nadeln

**Duft:** Frisch, würzig, holzig, kühl

*Ich bin die Kraft aus deiner Mitte, wenn du dich aus Trauer oder Mutlosigkeit in dein Inneres verkrochen hast. Ich helfe dir morgens aus dem Bett heraus und locke dich aus der Reserve, wenn du schüchtern bist. Kraftvoll, liebevoll geleite ich dich durch die höchsten und tiefsten Wendepunkte des Lebens. Die Tränen dürfen vor Freude oder Trauer fließen wie der »Tau des Meeres« (ros = Tau, marinus = Meer).*

**Räucherenergie:** (+/–) Feuer und Wasser – aus der Mitte aufsteigend, sprühend, transformierend

**Seelenfunke:** Mein Herz öffnet sich und ich sehe klar.

**Mensch:** Kreislaufaktivierend, reinigend, schützend; für Selbstvertrauen und authentischen Selbstausdruck, Tatkraft, Schutz- und Lebenspflanze; Rosmarin und Thymian helfen bei der Trauerarbeit und sind herzöffnend

**Haus:** Bei den Feiern des Lebens: Geburt, Hochzeit, Tod; in Räumen des Feierns, aber auch des Loslassens und Trauerns, beim Begräbnis

**Tier:** Rosmarin und Wacholder räuchern, um Ansteckung in einer Gruppe von Tieren zu verringern; eher morgens, da er belebend wirkt

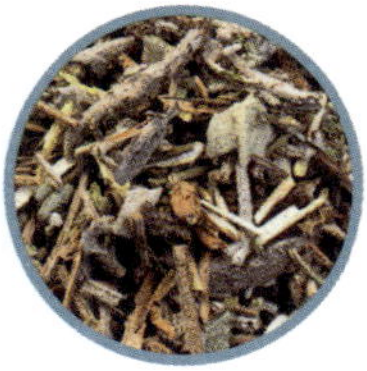

## SALBEI (Echter Salbei *Salvia officinalis*)

Lippenblütler, weltweit verbreitet und als Heilpflanze genutzt

**Verwendet werden:** Blätter, Blüten

**Duft:** Frisch, leicht wässrig, herb aromatisch

*Mit Klarheit und fließender Kraft helfe ich dir, hinderliche Gedanken und Gefühle wie Steine aus dem Fluss deines Lebens beiseite zu räumen. Weich wie meine samtigen Blätter, schmiegt sich mein Duft um verhärtete Strukturen und Blockaden und löst sie mit der steten Geduld des Wassers.*

**Räucherenergie:** (–) Wasser – kanalisierend, fließend von oben und nach unten

**Seelenfunke:** Ich bin klar, es fließt in mir, und Heilung geschieht.

**Mensch:** Erfrischend, desinfizierend, belebend, erkältungs- und schweißhemmend; wenn die Nase voll ist oder ein Kloß im Hals steckt; löst Blockaden, bringt in Fluss, begleitet Zeiten der Heilung

**Haus:** »Das« reinigende Räucherwerk – wirkt aber vor allem auf der Verstandes- und Gefühlsebene; für eine umfassende Raumreinigung ergänzend mit Myrrhe, Rosmarin und Kardamom; hilfreich bei Tierpflege und in Zoos

**Tier:** Erleichtert den Fluss der Atmung und der Energien im Körper; das Beräuchern von Körbchen, Decke oder Schlafplatz des Tieres schafft einen heilsamen, pflegenden Ort

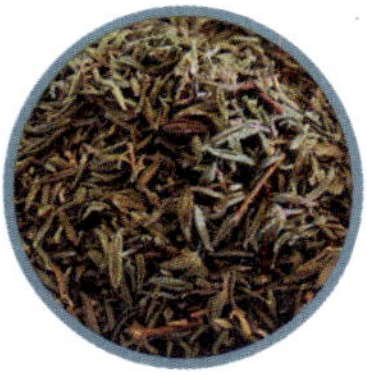

## THYMIAN (Echter Thymian *Thymus vulgaris*)

Auch Quendel genannt; Lippenblütler, beheimatet im Mittelmeerraum, in Europa, Afrika, gemäßigten Klimazonen Asiens

**Verwendet werden:** Blätter, Blüten

**Duft:** Krautig, kraftvoll, warm, süßlich

*Mit mir kannst du mutig und gelassen sein. So kannst du frei durchatmen, einen kräftigen Herzschlag spüren und Nerven stark wie Drahtseile haben. Ich kann dir helfen, voll Selbstvertrauen »Ja« zum Leben zu sagen, auf dich selbst und das Wohl deiner Lieben zu achten.*

**Räucherenergie:** (+) Luft und Wasser – ausdehnend, weitend, expansiv, befreiend

**Seelenfunke:** Ich bin mutig und stehe für mich und meine Werte ein.

**Mensch:** Entzündungshemmend, anregend für Kreislauf, Geist und Gemüt; macht Mut, befreit die Atmung, stärkt die Nerven sowie Herz- und Hals-Chakra; gilt als das Frauenkraut für Menstruation, Wechseljahre, Unterleib, Geburt; regt den Eisprung an

**Haus:** Ein Wächter für die Grundgrenze und den Eingangsbereich; bietet Sicherheit und Schutz durch kraftvolle Ausstrahlung

**Tier:** Kraftvoller Begleiter für ängstliche oder nervöse Tiere; stärkt das Selbstvertrauen und hilft schüchternen Tieren, sich zu behaupten; für Begleit- und Wachhunde

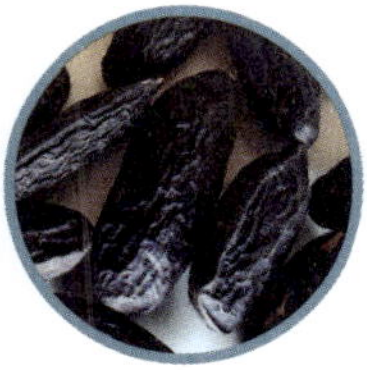

## TONKABOHNE *(Dipteryx odorata)*

Schmetterlingsblütler, beheimatet im nördlichen Südamerika, in Trinidad und im tropischen Afrika

**Verwendet werden:** Samen

**Duft:** Warm, marzipanartig, süß, ölig

*Tauche mit mir in die Tiefe der Seele ein. Die innere Bilderwelt wird aktiviert und schenkt dir Zugang zu Träumen und künstlerischer Kreativität. Ich gebe dir Sicherheit beim Erforschen unbewusster oder verdrängter Bereiche deines Seins und begleite dich auf dem Weg von der Dunkelheit ins Licht!*

**Räucherenergie:** (∞) Luft und Äther – umhüllend, durchwirkend, verbindend

**Seelenfunke:** Ich hege tiefes Vertrauen, ich bin Seele.

**Mensch:** Stimmungsaufhellend; als Seelenbalsam; dient dem Urvertrauen; hilft, Ängste loszulassen; harmonisiert Verstand und Seele, schenkt Geborgenheit, fördert das Träumen und künstlerische Kreativität; unterstützt Traumaarbeit und das Öffnen füreinander

**Haus:** Für Schlafräume und künstlerische Bereiche: Ausstellungen, Galerien, Ateliers, Theater, Bühne ...

**Tier:** Seelenbalsam für verletzte oder traumatisierte Tiere; hilft, Vertrauen zu gewinnen; schenkt Geborgenheit; hilft, Beziehungen zu knüpfen, und bei der Therapie am Tier

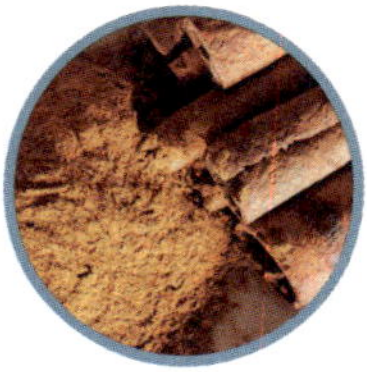

## ZIMT *(Cinnamomum)*

Lorbeergewächs, beheimatet in Sri Lanka, Indonesien, Madagaskar, ...
**Verwendet wird:** Rinde
**Duft:** Warm, hell, zimtig, leicht scharf

*Ich umarme und umhülle dich liebevoll mit meinem Duft. In meiner Wärme kannst du dich geborgen fühlen und entspannen. Deine Stimmung hebt sich, und du hast Lust und Kraft, das Leben zu feiern. Die Gemeinsamkeit wird gefördert und kindliche innere Heiterkeit breitet sich aus – ein Gefühl wie Weihnachten, warm und hell.*

**Räucherenergie:** (+) Feuer – kanalisierend, anhebend, umhüllend
**Seelenfunke:** Voll Heiterkeit umarme ich das Leben.
**Mensch:** Für wohlig warme Entspannung, für ein Fest im Kreis der Lieben oder für einen romantisch-erotischen Abend mit einem geliebten Menschen; stimmungsanhebend, aphrodisierend, inspirierend, fördert die Zweisamkeit und Nähe
**Haus:** Wärme und Geborgenheit ins Haus bringen, es in eine festliche Atmosphäre versetzen, es zu einem gemütlichen, heimeligen Ort machen
**Tier:** Eine innige Beziehung aufbauen, in der sich Mensch und Tier wohlfühlen; vor der Körperpflege, dem Besuch beim Hundefriseur oder Tierarzt und für entspanntes Bürsten des Fells

## Harze aus aller Welt

Harze sind das »Blut« der Pflanze, die intensivsten Räucherstoffe. Mit ihrem balsamischen Duft gehst du auf eine abenteuerliche Reise und tauchst in die Geheimnisse und das ursprüngliche Lebensgefühl ferner Länder ein. Der märchenhafte Orient erwartet dich ebenso wie der sonnendurchflutete, lebensfrohe Mittelmeerraum und das mystisch-kultige Südamerika. Mache eine Expedition zu den verborgenen Schätzen des Himalayas, Indiens oder des geheimnisvollen Asiens. Räuchern ist wie Reisen für die Seele, während der Körper zu Hause bleibt.

SEELEN FUNKE

### HARZE-ORAKEL ODER »REISE DER ERKENNTNIS«

Schreibe die Namen der 13 Harze auf kleine Zettel. Wähle ein dir wichtiges Thema, und ziehe verdeckt einen Zettel. Welche Kraft stellt sich dir zur Verfügung? Räuchere das Harz und meditiere darüber. Es ist der erster Schritt deiner Reise zur Erkenntnis. Ziehe weitere Zettel, gehe Schritt für Schritt voran, bis du das Gefühl hast, dem Ziel näher oder angekommen zu sein.

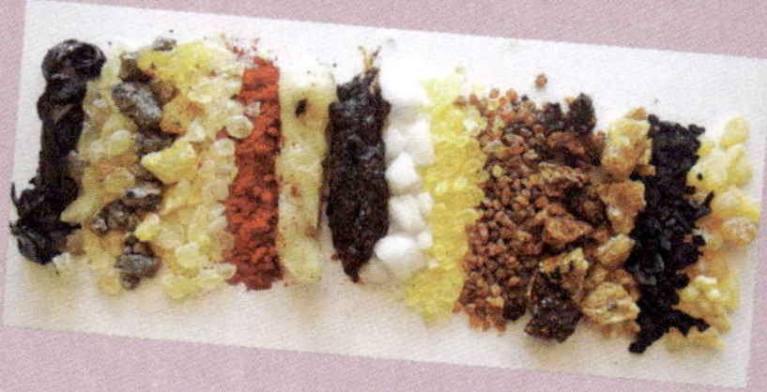

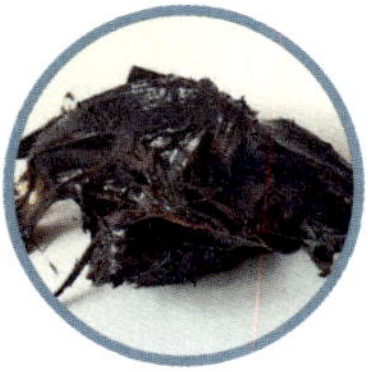

## CISTUS LABDANUM

Harz von Zistrosengewächsen (meist *Cistus ladanifer,* die Lack-Zistrose), aus dem Mittelmeerraum, Stammland Kreta (griech. *ladan = klebriges Kraut)*; durch Sonneneinwirkung tritt das ölige Harz aus den Blättern und Zweigen und wird abgestreift

**Duft:** Animalisch, süß, erdig, karamellig

*Ich singe mit dir die Melodie deines Herzens und schenke dir das Vertrauen, dass alles richtig ist, so, wie es ist. Entdecke deine Sinnlichkeit und Erotik. Lass dich in erholsamen Schlaf sinken, ich helfe dir beim Ergründen deiner Träume. Schönheit, Ästhetik, Harmonie und Hingabe entfalten sich.*

**Räucherenergie:** (∞) Wasser und Erde – ruhend, zur Basis fließend, erdend

**Seelenfunke:** Ich bin voll Hingabe und Schönheit.

**Mensch:** Zur Schönheitspflege und als Heilmittel; aphrodisierend, sinnlich, luststeigernd, harmonisch

**Haus:** Erschafft einen Tempel der Lust und Sinnlichkeit im Schlafzimmer; verwandelt das Bad in einen Schönheitssalon; für Spa und Wellness; für Kunst, Innenarchitektur und alles Schöne

**Tier:** Die innere Schönheit eines Tieres zum Vorschein bringen; wenn sich Tiere nach einer Verletzung oder nach dem Sommerhaarschnitt »schämen«

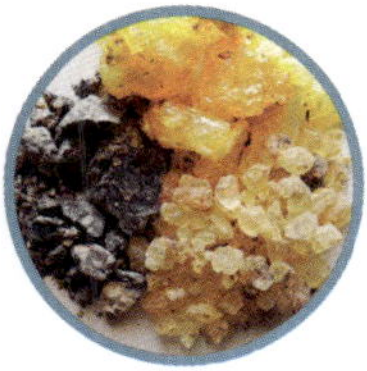

## COPAL BLANCO (auch oro, nero)

Sammelbegriff für bernsteinähnliche, halbfossile Harze aus Südamerika, auch Pom genannt; von unterschiedlichen Balsambaumgewächsen; der Weihrauch der Azteken und Mayas

**Duft:** Klar, warm, würzig, fruchtig

*Ich bin der Sonne und der Lebenskraft gewidmet und begleite alle Phasen des Daseins. Weiß (blanco) wie die Unschuld beim Neubeginn und der Geburt. Gold (oro) zu allen »Hoch«-Zeiten, bei Erfolgen und im Erwachsensein. Schwarz (nero), wenn es gilt, etwas zu Ende zu bringen, gut ans Ziel zu kommen und als himmlische Nahrung auf der letzten Reise*

**Räucherenergie:** (+) Feuer – männlich, rechtsdrehend, anhebend, expansiv

**Seelenfunke:** Ich bin lebendig.

**Mensch:** Spornt zu Höchstleistungen an; schenkt den Glauben ans Positive; für das Vorwärtsstreben; bei der Bitte um Segen (Opferrituale); für erfolgreiche Abschlüsse; stärkt die Manneskraft und die Ausstrahlung

**Haus:** In Trainingsräumen (auch für den Spitzensport), bei Geburtstags- und Sonnwendfesten, Siegesfeiern; für spirituelle Räume (Kirche, Tempel)

**Tier:** Bei Zahnschmerzen, Durchfall, Erkältung und Asthma; stärkt besonders die männliche Energie bei Tieren und fördert den Willen und die Freude am Sieg

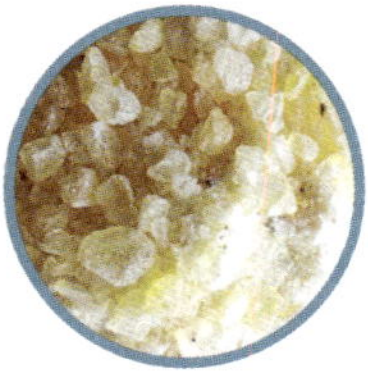

## DAMMAR

Harz des weißen Dammar-Baumes *(Canarium strictum)* aus Indien, Indonesien, Malaysia, Himalaya, Sumatra; von Malaiisch *dammar = Träne, Licht, Fackel*

**Duft:** Zitronig, leicht, klar

*Ich kläre den Geist und schärfe den Blick fürs Wesentliche. Kommunikation kann ungehindert fließen und lässt Zweifel verfliegen. Alte Muster werden endlich enttarnt, und Lösungen tun sich auf, sodass Frieden mit Vergangenem geschlossen werden kann. Logisch und analytisch werden Argumente vorgebracht und der Sinn, das Wesentliche, erkannt. Ich öffne die Tür für Neues und neue Begegnungen.*

**Räucherenergie:** (∞) Luft und Erde – verbindend, linear, direkt

**Seelenfunke:** Ich bin klar.

**Mensch:** Stimmungsaufhellend, fördert die Konzentration, steigert Hellsichtigkeit; für die Logik und Analytik, für Sinnfindung; hilft, Kraft für den Tag zu schöpfen, offen für neue Bekanntschaften zu sein

**Haus:** Für die Schule, Uni, fürs Lernen und Studieren, in der Forschung, vor Reden und Debatten; gut für das Telefonieren und für alle Kommunikationsberufe; erhellt dunkle Räume, reinigt und klärt

**Tier:** Hilft, flexibel und neugierig zu sein, offen auf andere (Menschen und Tiere) zuzugehen, neue Wege der Kommunikation zu finden, fröhlich zu sein

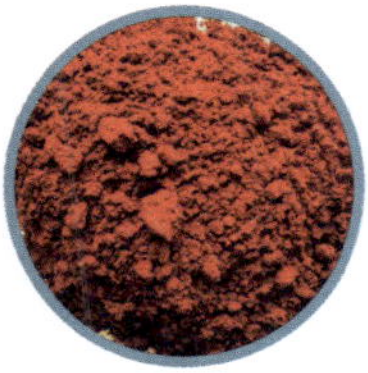

## DRACHENBLUT

Harz des Drachenbaums *(Dracaena cinnabari)* – ein Spargelgewächs aus Südindien, Borneo, Sumatra, den Molukken, Socotra
**Duft:** Stechend, gummiartig, herb

*Wegen mir muss kein Drache sein Leben lassen! Rot wie Blut fließe ich aus dem Stamm meiner Palme, wenn sie angeritzt wird. Auch zwischen den Schuppen der unreifen Früchte quelle ich heraus, weshalb die Sage entstand, in ihnen reiften kleine Drachen heran.*
*Mutig wie ein Drache kämpfe ich für dich, um alte Geschichten zu bereinigen und den roten Strich unter eine Sache zu ziehen.*

**Räucherenergie:** (–) Feuer – reinigend, nach unten ziehend, leerend, absaugend
**Seelenfunke:** Ich beende das, hier und jetzt!
**Mensch:** Erleichterung bei Albträumen, Ängsten und Panikattacken, bei Druck und Überbelastung, bei tiefem Leid und Schmerz; öffnet den Raum, um Dinge ein für alle Mal zu beenden – es ist kein »Erlöser«; niemals manipulativ gegen etwas oder jemanden einsetzen, sondern festlegen, für welchen positiven Aspekt dadurch Platz geschaffen wird
**Haus:** Punktuell dort einsetzen, wo sich unerwünschte Energien verdichtet haben; spürbar durch kalte Schauer, unangenehme Enge und Gänsehaut oder drückende Stimmung; nach Unglücksfällen, Verbrechen und kriminellen Handlungen oder wenn man mit der negativen

Geschichte des Ortes oder der Vorbesitzer nichts mehr zu tun haben möchte sowie beim Auftauchen störender übersinnlicher Phänomene ...

**Wichtig:** Nach dem Räuchern mit Drachenblut immer intensiv lüften und unmittelbar danach harmonisieren (z. B. mit Lavendel) und aufbauen (z. B. mit Weihrauch)

**Tier:** Überall dort, wo Tiere gequält und schlecht behandelt wurden oder zu Tode kamen, kann Drachenblut die gebundenen Energien lösen; bitte Tiere niemals direkt mit Drachenblut beräuchern, das ist zu intensiv für die empfindlichen Nasen; halte eine dem Tier vertraute Bürste, ein Handtuch oder deine Hände über den Rauch und streife es damit ruhig und sanft von oben nach unten ab, wenn es körperliche oder seelische Verletzungen zu meistern hat

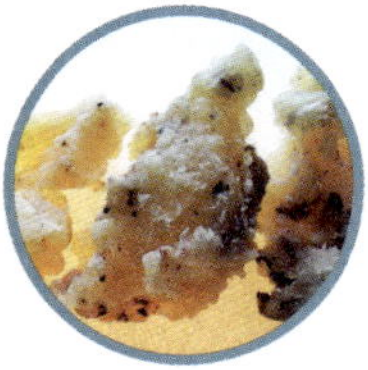

## ELEMI

Harz verschiedener Balsambaumgewächse aus dem tropischen asiatischen Raum, von den Molukken, Philippinen

**Duft:** Balsamisch, würzig, zitronig, süß

*Ich bin sanft wie das Mondlicht, lehre dich das Annehmen und das Loslassen. Nimm deine Gefühle wahr, und vertraue dir selbst. Sinke hinein in Übungen, die der Entfaltung deiner Spiritualität und deiner Körperwahrnehmung dienen. Meditiere und finde deine Mitte. Du kannst dir selbst und deinen Werten treu bleiben, auch wenn eine Veränderung ansteht.*

**Räucherenergie:** (–) Wasser – sich aus dem Herzen ergießender Wasserfall

**Seelenfunke:** Ich kann liebevoll annehmen und loslassen.

**Mensch:** Für gute Intuition, Gefühl, Innenschau und Vertrauen und für das Annehmen und Loslassen; hilft, in die Tiefe des Selbst zu gelangen, sich selbst anzunehmen

**Haus:** Für Yoga- und Meditationsräume; überall dort, wo spirituelle Übungen gemacht werden; bei der Chakrenarbeit, für Energiearbeit und Therapie

**Tier:** Besänftigend, öffnend; für das Annehmen und Gewöhnen an neue Nahrung; bei der Gabe wichtiger Arzneimittel; für die Transportbox, die Führungsleine, den Sattel; für eine tiefe innere Verbindung zum Tier (Dressur, Therapie ...)

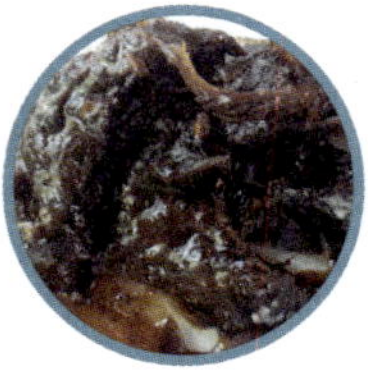

## GALBANUM

Harz von Doldengewächsen *(Ferula galbaniflua)*; ursprünglich aus Mesopotamien; heute wild wachsend in Iran, Libanon und Afghanistan; durch Freilegen und Anritzen der Wurzel gewonnen

**Duft:** Animalisch, moosig, erdig, ledrig

*Ich werde geboren aus dem Schoß der Erde. Ich bin die weibliche Urkraft, die große Mutter. Wenn du etwas in die Welt bringen willst – etwas gebären, dann nutze meine urwüchsige Kraft. Finde das ursprünglich Weibliche in dir. Du musst nichts leisten, nichts tun. Wirke passiv durch dein Geben und dein Sein. Du bist weich und stark zugleich.*

**Räucherenergie:** (–) Erde – erweichend, lösend, nach unten ziehend

**Seelenfunke:** Ich bringe etwas auf die Welt.

**Mensch:** Stark krampflösend, bei festsitzender Geburt, Unterleibsproblemen; zur Lockerung der Atemmuskulatur und bei Zwerchfellhochstand; hilft, verspannte Muskeln zu lösen

**Haus:** Überall dort, wo Geburten stattfinden, wo etwas produziert wird; für Massageräume, Sauna, Körpertherapie, Produktionsstätten; für Rituale der Mutter Erde und der Göttinnen (Isis, Astarte, Diana, Hekate, Demeter, Kali, Inanna, Frau Holle, Brighid …)

**Tier:** Beim Gebären; lösend bei Ängsten und Krämpfen; für Mutterkuhhaltung; Fürsorge für die Jungtiere

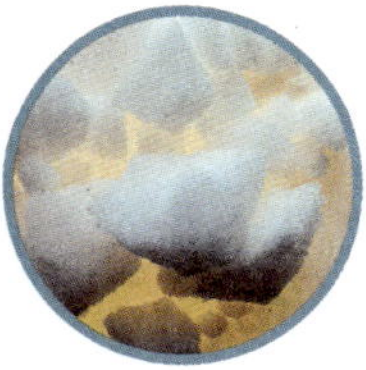

## KAMPFER

»Harz« des Kampferbaums *(Cinnamomum camphora)* – ein Lorbeergewächs aus Indien, Ostasien, Taiwan, Sri Lanka, Ostafrika, Brasilien; eigentlich kein wirkliches Harz; die weißen Kristalle werden aus den Pflanzenteilen durch Wasserdampfdestillation gewonnen.

**Duft:** Frisch, kühl, feucht, scharf

*Ich bin der klare helle Wintertag. Wie frisch gefallener Schnee schmelzen meine Kristalle, um ihren heilsamen Duft zu verströmen. Ich bringe Entlastung bei Druck auf der Brust und schweren Gedanken. Reine, klare Atmosphäre breitet sich aus.*

**Räucherenergie:** (–) Wasser und Luft – nach oben strömend und öffnend, klärend

**Seelenfunke:** Ich atme ein, ich atme aus.

**Mensch:** Druck abbauen, Erfrischung, Erleichterung bei Asthma, Klarheit, Konzentration, Desinfektion; löscht feinstoffliche Informationen (nicht mit homöopathischen Mitteln!); hilft bei Migräne und Druck in Nebenhöhlen, Augen und Kopf; beschleunigt die Herztätigkeit ...

**Wichtig:** Achtsam dosieren; speziell kleine Kinder, Schwangere und Tiere nicht direkt damit beräuchern

**Haus:** Stark reinigend; zur Neutralisierung von Gerüchen in Kranken- oder Pflegezimmern – bei stark ausdünstenden Materialien und in Stallungen

**Tier:** Desinfizierend; befreit die Atemwege, kühlend; vermindert unangenehme Tiergerüche

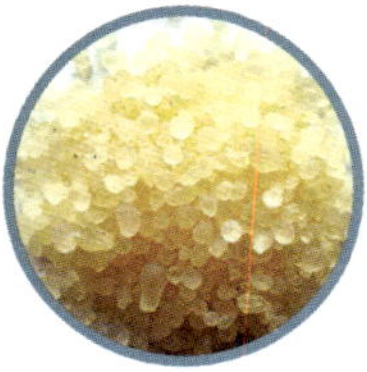

## MASTIX

Harz des Mastixstrauchs *(Pistacia lentiscus)* – ein Sumachgewächs, beheimatet auf Chios und den Kanaren, im Mittelmeerraum; Name von altgriech. *mastiche = mit den Zähnen knirschen*

**Duft:** Zitronig, pistazienartig, frisch, fruchtig

*Ich bin der Hoffnungsfunke und das Licht. Ich bringe dir Freude und vermittle die feinsten Schwingungen. Mit mir kannst du einen liebevollen Brief an deinen Schutzengel oder inneren Meister senden, du kannst mit der Seelenebene kommunizieren, Klarheit und Hellsicht fördern, immer wenn du als Kanal des Lichts, der Heilung, der Spiritualität wirken möchtest.*

**Räucherenergie:** (∞) Äther – fließend, hell, kanalisierend

**Seelenfunke:** Ich bin das Licht und die Freude.

**Mensch:** Verbindung mit dem Licht und mit hilfreichen Lichtwesen (Engeln, Meistern), Wachheit, Klarheit ohne Wenn und Aber; bei Visionen und Channeling; hilft, seelische Blockaden aufzulösen; für spirituelles Wachstum, Hoffnung, Lichtarbeit ...

**Haus:** Bringt Helligkeit und Spiritualität ins Haus; überall dort, wo mit Licht, dem Sehen und an den Zähnen gearbeitet wird, z. B. Film und Fernsehen, Beleuchtung, Sonnenstudio, Augenarzt, Optiker, Zahnarzt ...

**Tier:** Bei Ermüdungserscheinungen; für die Zahn- und Schleimhautpflege (Entzündungen); bei Eintrübung des Sehens; hilft, die Seelenaufgabe des Tieres zu erkennen

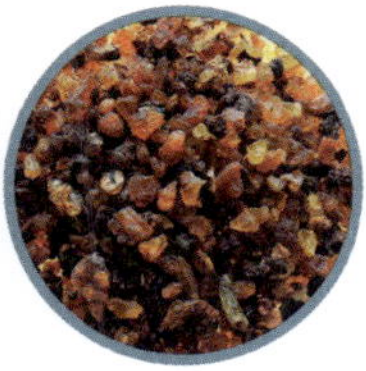

## MYRRHE

Gummiharz der Gattung Commiphora (vor allem *Commiphora myrrha)* – ein Balsambaumgewächs aus Südarabien, Äthiopien und Somalia, von arab. *murr = bitter*

**Duft:** Würzig, erdig, bittersüß

*In der Wüste schützen mich mein bitterer Geschmack und meine Dornen vor Fressfeinden. Dadurch kann mein Harz dabei helfen, Bakterien oder Pilze aus dem Körper auszuleiten, ohne die Darmflora zu zerstören. Ich bin gut verwurzelt und stehe fest und sicher auf meinem Platz. Nichts kann mich erschüttern. Ich war eines der drei königlichen Geschenke zu Jesu Geburt und symbolisiere das weibliche Prinzip, das Annehmen sowie die Heilkraft und die Verbindung zur Erde und zum irdischen Dasein.*

**Räucherenergie:** (–) Erde – zieht zusammen und nach unten, weiblich, erdend

**Seelenfunke:** Ich bin erdig, rein und ruhig.

**Mensch:** Besänftigt Unruhe, Schwindel oder Flattrigkeit; ausleitend beim Fasten, Entschlacken und Entgiften oder bei Pilzerkrankungen des Mundraumes und Verdauungstraktes sowie bei Durchfall

**Tipp:** Zur Begleitung von Loslass-, Abschieds- und Begräbnisritualen Myrrhe-Wasser trinken: Dafür den Myrrhe-Rauch in ein Glas oder einen Krug steigen lassen (die Wirkstoffe setzen sich an der Innenwand ab), dann sofort mit Wasser befüllen und über den Tag verteilt in kleinen Schlucken trinken.

**Haus:** Reduziert Schimmel- und Pilzbefall in Feuchträumen; stabilisiert die Erdenergie bei Umbauten und bei Garten- oder Feldarbeit; beruhigt das Pflanzenwesen vor dem Fällen von Bäumen, dem Obstbaumschnitt oder vor dem Umtopfen
**Tipp:** Myrrhe-Tinktur zum Abwischen von Schimmel- oder Pilzbefall auf Mauern: 20 g Myrrhe auf 500 ml 40%-igen Alkohol, 2 Wochen an warmem Platz ziehen lassen; 2–3 EL ins Putzwasser; bei Blattlausbefall: 1 EL Myrrhetinktur + 1 TL Schmierseife auf 1 l Wasser; damit die Pflanze besprühen (nicht bei praller Sonne oder Regen)
**Tier:** Stall oder Box ausräuchern zur Entfeuchtung und Desinfektion; fördert auch die Narbenbildung; bei Erkrankungen dem Tier Myrrhe-Wasser anbieten: in den Napf oder das Trinkgefäß Myrrhe hineinräuchern und mit Wasser auffüllen

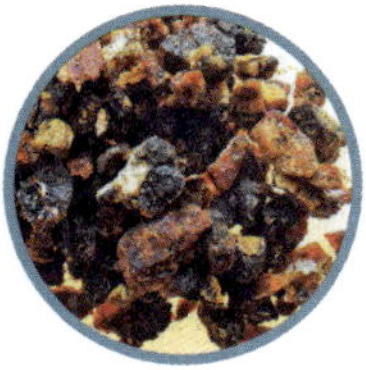

## OPOPONAX

Harz einer Akazienart, der Bispol-Myrrhe *(Opoponax chironicum)*, aus Äthiopien und Somalia

**Duft:** Würzig, animalisch, erdig, trocken

*Fürchte dich nicht. Ich halte dich fest und geleite dich sicher durch gefahrvolle Situationen. Du lernst, bewusste und unbewusste Ängste zu verstehen, und kannst jene, die nicht mehr dienlich sind, loslassen. Ich stärke dein Energiefeld, wenn du es mit unterschiedlichen Menschen und Negativität zu tun bekommst, und ich beschütze die Hochsensiblen unter euch.*

**Räucherenergie:** (–) Erde und Wasser – sammelnd, festigend, bindend, strukturierend

**Seelenfunke:** Ich bin ganz bei mir und sicher.

**Mensch:** Stärkt die Aura, beruhigt die Chakren, bremst Hektik und Stress, verbindet die Ebenen unseres Körpers und vermindert Jetlag; erdend bei Übelkeit und Schwindel oder Reisekrankheit; festigend bei Höhenangst, Klaustrophobie und bei unerklärlichen Ängsten; Schutz bei Hochsensibilität

**Haus:** Verbindet getrennte Gebäudeteile und eint versprengte Energien; fügt Altes und Neues zusammen; entstrahlt und erdet

**Tier:** Ruhe, senkt die Energie, sammelt, beruhigt die Stimmung; das Reiseräucherwerk für Tiere schlechthin; stärkend und schützend für die Aura; reinigend, desinfizierend, entstrahlend

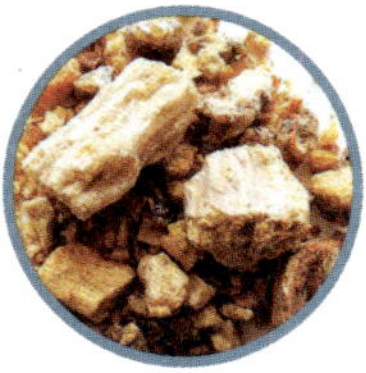

## SAL HARZ

Harz des Salbaums *(Shorea robusta)*; Heilmittel aus dem Himalaya und Nepal; Siddharta Gautama, der spätere Buddha, soll unter einem Salbaum geboren und gestorben sein

**Duft:** Frisch, harzig, aromatisch, holzig

*An Anfang und Ende – bei Geburt und Tod – bin ich zur Stelle. Ich kann die Tür zu Neuem für dich öffnen, nur hindurchgehen musst du selbst. Ich kann die Tür hinter dir schließen, wenn du entschieden hast, belastende oder kränkende Lebenssituationen und Menschen zu verlassen. Ich helfe dir, die entstandenen Wunden zu heilen, ohne zu verhärten.*

**Räucherenergie:** (–/∞/+) Erde und Luft – fließend, transformierend, wandelnd, stabilisierend

**Seelenfunke:** Ich bin der Anfang und das Ende.

**Mensch:** Kraft für den Neubeginn und Courage, um etwas abzuschließen; um auf die nächste Entwicklungsstufe zu kommen; hilft, etwas endgültig zu machen; beim Verträge unterzeichnen; dient dazu, sich auf jemanden verlassen zu können

**Haus:** Neubau, Umbau, Abriss, Spatenstich, Eröffnung, Erbschaft, Übergabe

**Tier:** Erleichtert die Neuorientierung des Tieres bei Besitzerwechsel, Umzug oder Verlust der Bezugsperson; unterstützend für die Wundheilung und das Abheilen; tröstend bei Todesfällen

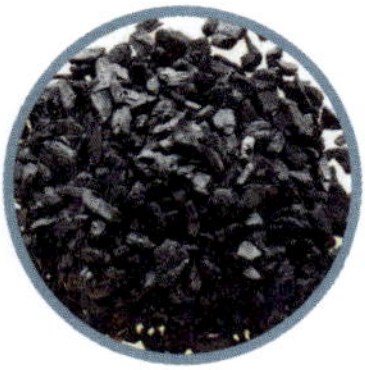

## STYRAX

Harz des Amberbaums *(Liquidambar orientalis)*, beheimatet in Kleinasien, Jemen, Zentral- und Nordamerika; durch Destillation gewonnenes flüssiges Harz, das auf Holzkohle aufgebracht wird, um es räuchern zu können

**Duft:** Süß, vanilleartig, feminin, weich

*Ich bin wie ein wohltuender Klang, ein segnendes Wort. Wenn du glückselig und festlich sein möchtest – mit offenem Herzen und ruhigem Geist. Ich schenke dir tiefe Einsicht in Zusammenhänge und schaffe einen sinnlichen, warmen, verführerischen Raum für Zärtlichkeit, Nähe und Geborgenheit. Ich mache deine Stimme samtig und deinen Gesang betörend. Harmonie kehrt ein.*

**Räucherenergie:** (∞) Äther – tanzend, verbindend, mäandernd

**Seelenfunke:** Es singt und klingt in mir.

**Mensch:** Stimmungsaufhellend, betörend, leicht hypnotisch, harmonisierend, appetitanregend; vermindert aber die Lust auf Süßes; für erhellende Einsichten in der Meditation und für tiefen Schlaf

**Haus:** Festduft für Feiern (besonders Weihnachten), für Harmonie und Glück, bei Reden, Ansprachen, Gesangseinlagen; für Wellness- und Beauty-Bereiche

**Tier:** Fördert das Liebliche, Zarte und Weiche; schenkt tiefe Geborgenheit für gequälte Tiere; fördert Zutrauen, Nähe und Umgänglichkeit

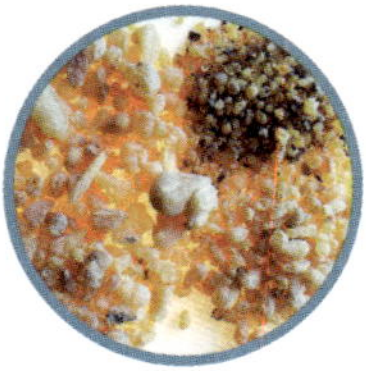

## WEIHRAUCH

Harz des Weihrauchbaums *(Boswellia sacra)*, beheimatet in Somalia, Oman, Jemen und Indien; austretende Harztropfen der ersten Ernte sind eher minderwertig von terpentinartigem Geruch; erst ab der zweiten Ernte entfaltet sich der typische Duft, den wir als »echten Weihrauch« kennen. Weihrauch wird aber oft als Sammelbegriff für alle Räucherwaren verwendet.

**Duft:** Balsamisch, würzig, fruchtig-warm

*Ich bringe dich dem Himmel näher, dem Licht, der Kraft, der Spiritualität. Von tief unten heraus hebe ich dich in die Höhe, stärke dich, wärme dich. Du kannst dich entfalten und zur wahren Größe deines Seins gelangen. Sei mutig, und vertraue dich mir an. An mir kannst du dich laben, aufladen, über dich hinauswachsen.*

**Räucherenergie:** (+) Feuer – stark anhebend, aufbauend, ausdehnend, strahlend

**Seelenfunke:** Ich bin, die (der) ich bin!

**Mensch:** Fördert Individualität, Selbstbewusstsein, Talente, Selbstvertrauen, Selbstverwirklichung, Dynamik, Selbstständigkeit, gelebte Spiritualität, männliche Energie; verstärkt das, was vorhanden ist

**Haus:** Der stärkste energiegebende Räucherstoff für einen umfassenden Energieaufbau

**Tier:** Stärkt das Selbstbewusstsein, aktiviert müde Tiere und baut schwache Tiere auf; wenn sich ein Tier ungern bewegt oder wenig Kraft hat

## In voller Blüte

Blüten sind die Emotion der Pflanze, ihr leuchtendes Wesen. Ihre Farben sind unterschiedliche Schwingungen des Lichts und berühren damit alle Ebenen deines Seins über die Chakren. Rot für Schaffenskraft, Sexualität und Verbindung zur Erde; Orange für Kreativität, Männlichkeit und Weiblichkeit; Gelb für Sympathie und Verbindung nach außen, Rosa und Grün für Liebe und Courage, Hellblau für Sprache und Selbstausdruck, Indigoblau und Violett für Meditation und als Tor zur Seele, Weiß und Gold für Spiritualität und Verbindung nach oben. Das Räuchern von Blüten bedeutet, die Sprache der Seele zu sprechen – ihre Sprache ist das Licht.

SEELEN FUNKE

### CHAKREN MÖGEN'S BUNT!

Streue ein paar Blüten ein, um deiner Räuchermischung Farbe zu verleihen. Ton in Ton für einen bestimmten Energiebereich (→ auch Seite 43) oder ganz bunt, um das Auge zu erfreuen.

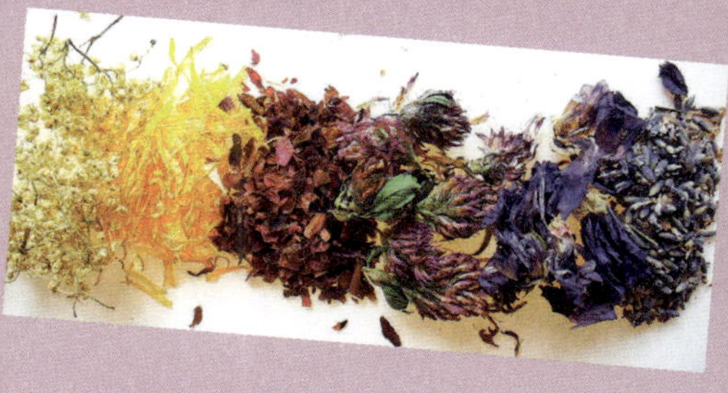

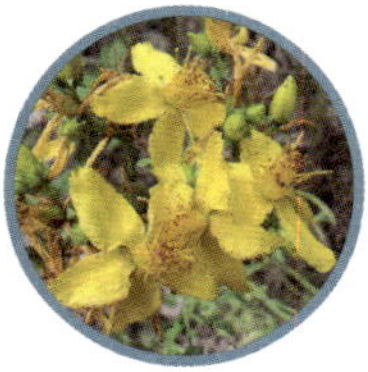

## JOHANNISKRAUT (Echtes Johanniskraut *Hypericum perforatum)*

Hartheugewächs, weltweit verbreitetes Sonnenkraut

**Duft:** Krautig, ölig

*Ich überstrahle alles Dunkle und schenke dir Nerven, stark wie Drahtseile. Mein Licht erhellt die dunkelsten Winkel deines Verstandes und deiner Gefühle. Ich bin wohltuend wie das goldene Sonnenlicht und lege mich sanft über Narben des Körpers und der Seele. Komm in deine Kraft: Leuchte mit mir!*

**Räucherenergie:** (+) Feuer – energiegebend, leuchtend, sonnig strahlend

**Seelenfunke:** Ich bin voll und ganz in meiner Kraft.

**Mensch:** Erhellend bei Depression und Melancholie, nervenstärkend; Lichtempfindlichkeit wird erhöht; spannungsgeladene Atmosphäre kann besser ertragen werden; lindert Nervenschmerzen und Hexenschuss; stärkt hochsensible Menschen; stabilisiert Eltern mit pubertierenden Kindern

**Haus:** Für Häuser nahe von Eisenbahn, Hochspannungsleitungen oder Handymasten; in Räumen mit viel Technik und Elektronik; kann Räume und Gegenstände mit Energie aufladen und erhellen

**Tier:** Abschwellend, antibakteriell, entzündungshemmend; stärkt nervöse und traurige Tiere; lindert bei Zerrungen, Muskel- und Narbenschmerz

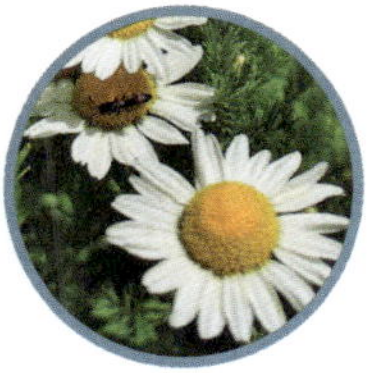

## KAMILLE (Echte Kamille *Matricaria chamomilla)*

Korbblütler, beheimatet in Europa, Vorderasien, Amerika, Australien

**Duft:** Krautig, lieblich, süß-erdig

*Nichtstun ist eine wichtige Tätigkeit. Ich schenke dir Ruhe, Raum und Zeit, um zu heilen, zu wachsen und um dich sanft zu entfalten. Lege die Arbeit nieder, entspanne dich. Manches braucht Geduld! Das heißt nicht, auf etwas warten zu müssen, sondern es wachsen zu lassen. Komm und chille mit der Kamille!*

**Räucherenergie:** (–) Erde und Wasser – senkend, zusammenführend, verlangsamend

**Seelenfunke:** Ich bin ruhig, geduldig und entspannt.

**Mensch:** Lindert alle Themen, die sich auf den Magen, auf den Bauch und die Verdauung schlagen; für Babys mit Bauchweh achtsam das Zimmer räuchern (Kamille mit Anis und Fenchel), danach gut lüften; entkrampft bei Ischias und Hexenschuss; entspannt genervte Eltern

**Haus:** In allen Räumen, in denen Ruhe, Entspannung und geduldige Energie gefragt ist; zum Runterkommen, für Schlaf- und Entspannungsräume, im Krankenhaus, Warteraum ...

**Tier:** Entzündungshemmer, Magen- und Verdauungsmittel, bei Haut- und Schleimhauterkrankungen; beruhigend, wundheilend, entkrampft die Harnorgane; hilft beim Stubenreinwerden; beruhigt ungeduldige Tiere

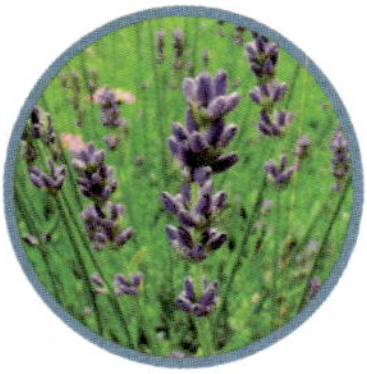

## LAVENDEL (Echter Lavendel *Lavandula angustifolia)*

Lippenblütler, beheimatet im Mittelmeerraum, in Westasien, Indien

**Duft:** Blumig, aromatisch, würzig, lieblich

*Ich schenke dir Zugang zu deinem inneren Licht und das Vertrauen, dass alles gut ist, so, wie es ist. Ich gebe dir die Gelassenheit, Situationen von mehreren Seiten zu betrachten, und helfe dir, den goldenen Mittelweg zu gehen. Sei gesegnet, sei beschützt und beruhigt. Du bist nicht allein und darfst Hilfe annehmen. Erhole dich!*

**Räucherenergie:** (∞) Luft und Wasser – kanalisierend, verbindend, Welle, Achterschleife

**Seelenfunke:** Ich bin neutral und vertrauensvoll.

**Mensch:** Beruhigend fürs Zentralnervensystem bei Unruhe, Schlafstörung, Appetitlosigkeit, nervösen Darmbeschwerden; erleichtert das Abschiednehmen; wirkt segnend, verbindend

**Haus:** Entspannt Störfelder, schafft harmonische Schlafplätze; wohltuend im Badezimmer und WC; Schutz für Rettung, Polizei, Feuerwehr, Sicherheitsdienst (z. B. Arbeitskleidung oder Fahrzeuge beräuchern)

**Tier:** Schlaf- und Ruheplätze mit Lavendelduft werden besonders gern angenommen; dem Tier seinen Platz zuweisen; Insekten vertreiben

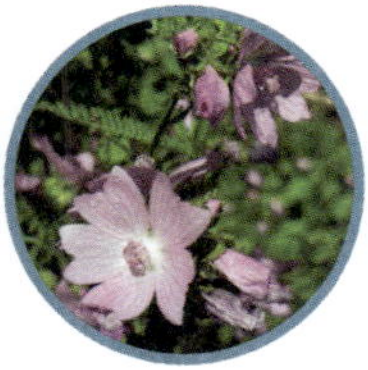

## MALVE (Wilde Malve *Malva sylvestris)*

Malvengewächs (Käsepappel), in Europa, Asien und Nordafrika beheimatet

**Duft:** Blumig, aromatisch, leicht, weich

*Ich bin deine Freundin in grenzwertigen Lebenssituationen. Ich mache dich weich, wo Härte regiert. Schenke dir Flexibilität, wo Sturheit und Halsstarrigkeit vorherrschen. Ich helfe dir, schwer Verdauliches zu verarbeiten und Problematisches konstruktiv, ehrlich und gefühlvoll anzusprechen, dabei zählen auch Treue und innere Werte.*

**Räucherenergie:** (∞) Luft und Äther – flexibel, öffnend und schließend, erweichend

**Seelenfunke:** Ich vermittle und erkenne Bedürfnisse.

**Mensch:** Wenn man die Nase voll hat und allen etwas hustet; wenn es einem die Sprache verschlägt und den Hals zuschnürt; wenn sich etwas auf den Magen schlägt; tiefe Bedürfnisse erkennen und aussprechen; für Treue und innere Werte

**Haus:** Räume für konstruktive Gespräche und Problemlösungen, Coaching, Paartherapie, Aufstellungsarbeit, Mentoring, Krisenintervention, Vermittler, Makler, Kommunikationstraining ...

**Tier:** Bei Fieber und Bronchitis schleimlösend und reizmildernd; beruhigend bei Entzündungen von Kehle, Rachen und Haut, bei Insektenstichen; kann starres Verhalten verändern

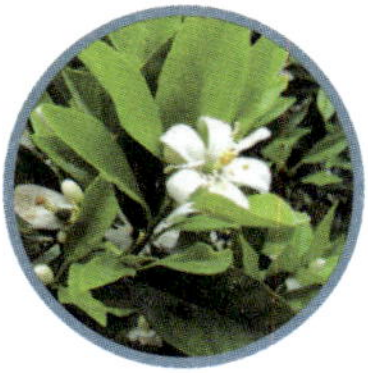

## ORANGE *(Citrus sinensis)*

Rautengewächs, weltweit die meist angebaute Zitrusfrucht; Neroliöl wird aus den Blüten gewonnen

**Duft:** Orangenartig, blumig, fruchtig, herb

*Ich richte einen hellen Spot auf dich. Du darfst im Mittelpunkt stehen und dich in Aufmerksamkeit und Wohlwollen sonnen. Voll Freude kannst du Lob und Bewunderung annehmen. Ich helfe dir, mit Neid, Eifersucht oder sogar Stalking umzugehen und Eitelkeit zu vermeiden. Nun heißt es, authentisch und geerdet zu bleiben und auch im Glanz des Erfolges Dankbarkeit und Demut zu kultivieren.*

**Räucherenergie:** (+) Feuer – geballte Kraft, rundum ausstrahlend, Mittelpunkt

**Seelenfunken:** Aus meiner Mitte strömt die Kraft.

**Mensch:** Aufmunternd, erheiternd, antidepressiv, euphorisierend, beschwingend; für Menschen, die im Mittelpunkt stehen, gesehen werden; für Erfolg, Ruhm und Glanz

**Haus:** Mittel- und Treffpunkt, Zentrum, Bars und Event-Locations, Meetingpoints, Wahrzeichen, Kunstwerke; auf der Bühne; bei Premieren, Interviews …

**Tier:** Bei Traurigkeit, Unruhe, Stress – all die Zeichen dafür, dass das Tier »gesehen« werden möchte, Aufmerksamkeit und artgerechte Zuwendung braucht

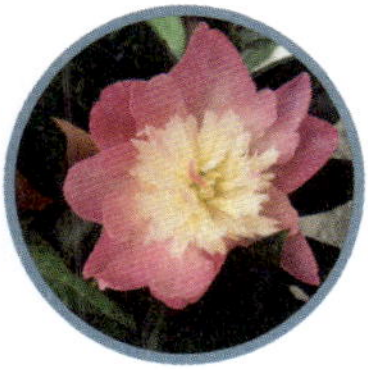

## PFINGSTROSE *(Paeonia)*

Pfingstrosengewächs, beheimatet in den gemäßigten und subtropischen Klimazonen Eurasiens

**Duft:** Blumig, rosig, süß

*Ich öffne den Blick für Schönheit, die von innen heraus strahlt. Sanftmut und Anmut sind der Ausdruck deiner Herzensqualität. Dein Herz öffnet sich sanft, ganz in deinem Tempo. Du bist in der Fülle. Schönheit und Reichtum strömen herein, und du bist mit der göttlichen Kraft verbunden.*

**Räucherenergie:** (∞) Äther – kugelförmig, öffnend, Fülle

**Seelenfunke:** Ich öffne mein Herz für Anmut, Sanftmut und Fülle.

**Mensch:** Steht für Reichtum, Fülle, Liebe, Sanftmut und Anmut; fördert die weiblichen Attribute; öffnet den Zugang zur Spiritualität und zur göttlichen Auferstehung

**Haus:** Für heilige Plätze und Gebäude (Kirche, Kapelle, Gipfelkreuz, Tempel, Meditationsplatz); überall, wo Schönheit und Anmut wichtig sind (Kunst, Tanz, Mode, Fotografie, beim Modeln)

**Tier:** Fiebersenkend, verstandaktivierend; wenn Tiere wie besessen sind oder leicht in Rage kommen, kann die Pfingstrose entspannend wirken; für Schönheit und Anmut bei Wettbewerben und Dressur

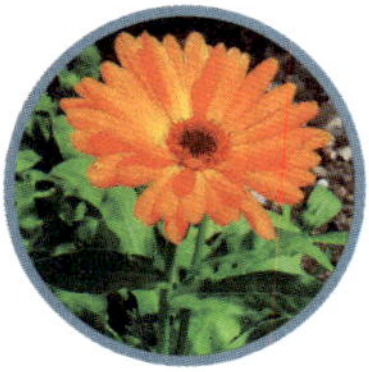

## RINGELBLUME *(Calendula officinalis)*

Korbblütler, weltweit verbreitet und kultiviert

**Duft:** Würzig, krautig, lieblich

*Mit mir bleibst du gut gestimmt, egal ob die Sonne scheint oder ob es regnet. Du bist flexibel und kannst dich an die Anforderungen des Lebens gut anpassen. In meiner Begleitung meisterst du selbst Hormon- und Stimmungsschwankungen, machst dich weich, wenn das Leben zieht oder quetscht. Du weißt, wann du dich öffnen kannst und wann es Zeit ist, dich zurückzuziehen. Verletzungen dürfen heilen.*

**Räucherenergie:** (+/−/∞) Feuer und Wasser – öffnend und schließend, ringförmig

**Seelenfunke:** Ich bin im Einklang und gut gestimmt.

**Mensch:** Bei Quetschungen oder Zerrungen; schweiß- und urintreibend; reguliert Hormone; aktiviert die Hypophyse; für Flexibilität und Anpassungsfähigkeit; in den Wechseljahren, der Pubertät und der Midlifecrisis beruhigend

**Haus:** Regulierend und harmonisierend für stark frequentierte öffentliche Bereiche (Geschäfte, Ämter, Schulen, Zentren …)

**Tier:** Bei Hautentzündungen, Sonnenbrand, schlecht heilenden Wunden, Wundliegen, Wurmbefall

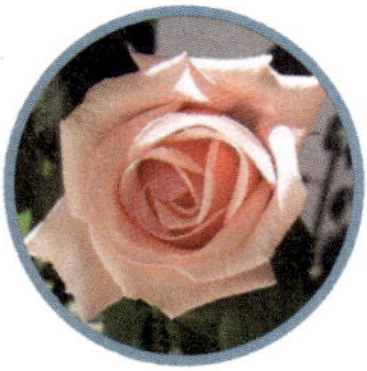

## ROSE *(Rosa)*

Rosengewächs, wächst im Großteil der nördlichen Hemisphäre

**Duft:** Leicht, süß, blumig, lieblich, zart

*Mit mir trittst du in das Reich deines Herzens ein. Hier wohnen Liebe, Zufriedenheit, Courage, Dankbarkeit und Hingabe. Jedes Mal, wenn jemand dieses Reich betritt, darfst du lernen, noch mehr Liebe zuzulassen. Jedes Mal, wenn ein Wesen dein Herz verlässt oder es gebrochen wird, darfst du lernen zu verzeihen, zu vergeben und dich zu versöhnen. Die Liebe ist die stärkste Kraft, die es gibt.*

**Räucherenergie:** (+) Feuer und Wasser – aufblühend, drehend, erweiternd

**Seelenfunke:** Ich habe ein liebendes Herz.

**Mensch:** Herzlichkeit, Beherztheit (Courage), Liebe, Zuneigung, liebevolles Gedenken; herzerwärmend bei Trauer und Eifersucht, aufblühender Sinnlichkeit und Erotik; für den inneren Frieden und Zufriedenheit, Harmonie und Beziehungsfähigkeit

**Haus:** Bei allen Lebens- und Liebesfesten, wenn die Liebe ins Haus einkehren soll; nach Trennungen

**Tier:** Beruhigend für das Herz, stärkend bei Stress und Erschöpfung; das rechte Maß bei der Tierliebe finden, Courage und Antrieb für ängstliche Tiere

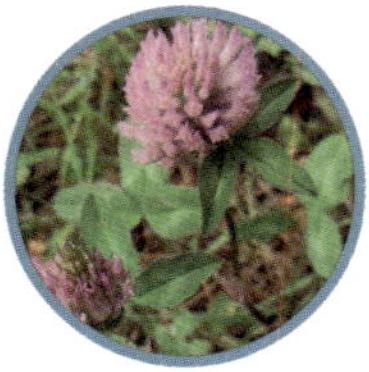

## ROTKLEE *(Trifolium pratense)*

Schmetterlingsblütler, auch Wiesenklee genannt, gedeiht vom Hügelland bis in alpine Zonen sowohl wild als auch kultiviert

**Duft:** Krautig, honigähnlich

*Ich bin die erste Träne, die nach einem Schrecken oder einer Verletzung die Wasser des Lebens ins Fließen bringt. Ich bin der erste Regentropfen, der nach großer Kargheit wieder Leben spendet. Ich bin der Schubs, der dich aus der Starre in Bewegung bringt. Ich nehme deine Hand, wenn du Zuwendung und Begleitung brauchst.*

**Räucherenergie:** (–) Wasser – abrundend, erweichend, tropfenförmig

**Seelenfunke:** Alles wird wieder gut!

**Mensch:** Zum hormonellen Ausgleich, entgiftend, in der Rekonvaleszenz; für das emotionale und seelische Gleichgewicht; vorbeugend bei Gefahr von Panikattacken, Suizidgedanken und Hysterie; loslassen, ins Fließen bringen, weinen, entschlacken

**Haus:** Harmonisierend nach dem Schock durch Straftaten an Menschen, Tieren oder Eigentum; bei plötzlichen Todesfällen

**Tier:** Lösend, beruhigend bei Panik, Schock und Notfällen; stabilisiert den Hormonhaushalt; bei Ängstlichkeit vor dem Tierarztbesuch oder nach schockierenden Erlebnissen z. B. ein Tuch mit Rotklee beräuchern und umbinden oder auflegen

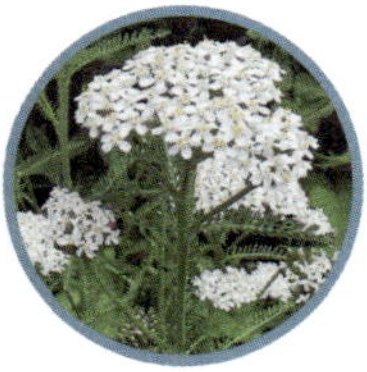

## SCHAFGARBE (Gemeine Schafgarbe *Achillea millefolium*)

Korbblütler, beheimatet in den subtropischen und gemäßigten Zonen Eurasiens. Der Name leitet sich von Achilles ab, der damit seine Wunden behandelt haben soll.

**Duft:** Erdig, wässrig, krautig, kamillenartig

*Ich werde das »Heil der Welt« genannt und begleite tiefe Heilungsprozesse des Körpers und der Seele. Besonders den Frauen, den Mädchen, den Müttern wende ich mich zu. Ich helfe dir, Wunden zu schließen und Energieverlust zu stoppen – ich kann aber auch blockierte Kräfte ins Fließen bringen.*

**Räucherenergie:** (∞) Erde und Wasser – stoppend, blockadenlösend, umkehrend

**Seelenfunke:** Ich bin heil und gesund.

**Mensch:** Bei Frauenkrankheiten, Gürtelrose, Schuppenflechte; stärkt das Energiefeld für Therapeuten, Energetiker, Ärzte und alle Menschen in pflegenden und helfenden Berufen; für Träume, Intuition und Visionen (Raunacht-Räucherungen); für Orakelgegenstände wie Kartensets, Runen, I Ging und für Traumfänger

**Haus:** Krankenhaus und Pflegeheim, Rehaklinik, Kuranstalt, Arztpraxis, Frauenhaus, Therapieraum …

**Tier:** Blutstillend, bei Erkrankungen weiblicher Tiere; gesundheitsvorbeugend, um den Lebensfluss zu stärken; nach Geburten und Operationen

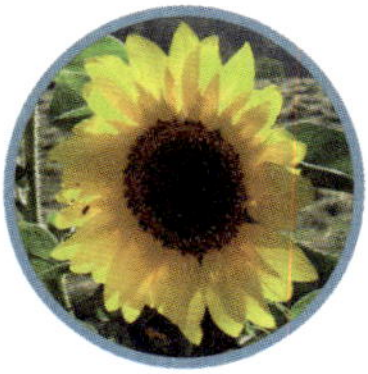

## SONNENBLUME *(Helianthus annuus)*

Korbblütler, ursprünglich aus Nord- und Mittelamerika; wurde im 16. Jahrhundert nach Europa gebracht

**Duft:** Würzig, krautig

*Wende dich zum Licht, dann fällt der Schatten hinter dich. Mit mir findest du Lösungen, bist zielorientiert und hast eine positive Lebenshaltung. Auch als Team, Familie, Verein, Klub richtet ihr euch gemeinsam auf ein lohnendes Ziel aus. Wenn dir vieles unter die Haut geht, stärke ich dein Selbstbewusstsein und verleihe dir Autorität.*

**Räucherenergie:** (+) Feuer – strahlend, drehend, spiralförmig

**Seelenfunke:** Die Lösung liegt in mir – das Ziel ist in Sicht!

**Mensch:** Autorität haben und Autoritätskonflikte lösen; fürs Selbstbewusstsein, für Lösungsorientiertheit, Teamwork, Gruppendynamik, Zielstrebigkeit

**Haus:** Für große Firmen, bei Meetings, im Chefbüro, wo viele Menschen zusammenkommen: Stadion, Festival; bei Start und Ziel von Wettbewerben

**Tier:** Wundheilend bei Hautentzündungen, auch bei atopischer Dermatitis; wenn Tiere sich schwer in die Gruppe, in die Familie einfügen können; fördert die Teambildung (Schafherde, Schlittenhunde, Ross und Reiter …)

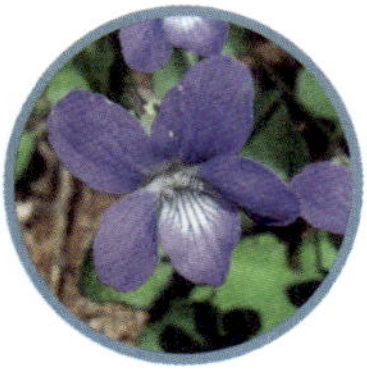

## VEILCHEN (Duftveilchen *Viola odorata)*

Veilchengewächs aus den gemäßigten Zonen der Erde, besondere Artenvielfalt in Nordamerika, den Anden und Japan

**Duft:** Betörend, aromatisch, blumig

*Ich öffne dir die Tür nach innen – in den Raum deiner Seele. Lege deine Aufmerksamkeit sanft auf den Punkt zwischen deinen Augenbrauen, auf das dritte Auge, atme weich und lasse dich nach innen führen. Hier ist dein sicherer Ort, deine Heimat. Du findest zu deiner Mitte, erlebst inneren Frieden und erhältst Antworten aus den Tiefen deines Seins. Vielleicht siehst du das Licht und hörst einen sanften Ton – das ist die Sprache der Seele.*

**Räucherenergie:** (∞) Äther – lichtbringend, fein, sanft, nach innen gehend

**Seelenfunke:** Ich lausche der Sprache der Seele.

**Mensch:** Meditationsfördernd, euphorisierend, beschwingend, beim Mantra-Singen und Meditieren; öffnet bei Schüchternheit, hilft beim meditativen Wandern oder Pilgern

**Haus:** Meditationsräume oder -platz

**Tier:** Abschwellend, antibakteriell, entzündungshemmend, krampf- und schleimlösend, schmerzlindernd; bei Schüchternheit; hilft, sich anderen zu öffnen; mildes Schlafmittel

# Die wichtigsten Fragen auf einen Blick

### Warum brennt die Kohle nicht richtig?

Die Rolle war nicht gut verschlossen, und die Kohle hat Luftfeuchtigkeit aufgenommen. Der Salpeter entzündet sich nicht mehr. Kohle luftdicht aufbewahren!

### Warum riecht das Räucherwerk so schnell brenzlig?

Das kann zwei Gründe haben: Die getrockneten Blüten, Kräuter, Blätter verglosen sehr schnell, deshalb mit Harzen mischen, damit der Duft länger hält. Oder die Kohle war zu heiß – das kann aus unterschiedlichen Gründen passieren: Entweder es wurde nicht gewartet, bis die Kohle oben komplett weiß war, oder man hat ein zu kleines Gefäß, zu feinen Sand oder Mineralsand verwendet, der die Hitze nicht so gut ableitet wie Muschelsand.

### Kann ich beim Räuchern etwas falsch machen?

Nein, eigentlich nicht. Man kann nichts »herbeiräuchern«, was vorher nicht da war. Es können jedoch lange verborgene oder unterdrückte Themen und Emotionen zum Vorschein kommen – wie bei einem reinigenden Gewitter.

### Verschmutzen durch regelmäßiges Räuchern die Wände oder Vorhänge schneller?

Nein, wenn das Räucherwerk immer von der Kohle

genommen wird, bevor es brenzlig riecht, und man das Gefäß nicht qualmend im Raum stehen lässt.

### Was ist ein Chakra bzw. die Chakren?

Das sind sieben nicht sichtbare Energiezentren, durch die Menschen und Tiere Energien aufnehmen (z. B. von Räucherwerk), abgeben und in ihrem System verteilen können.

### Was ist das dritte Auge?

Das dritte Auge ist eines der sieben Chakren (Energiezentren) und befindet sich zwischen den Augenbrauen. Es wird Tor der Seele genannt. Beim Räuchern legen wir die Aufmerksamkeit darauf, um die Wirkung auf die innere Bilder- und Gefühlswelt deutlicher wahrzunehmen.

### Was bedeuten die Elemente und Ebenen?

Die fünf Elemente sind die einfachsten Grundbausteine des Lebens und entsprechen den fünf Ebenen unseres Bewusstseins: Erde = Körper, Wasser = Gefühl, Feuer = Emotion und Erinnerung, Luft = Verstand, Äther = Sinn und Essenz.

### Muss man immer die drei Schritte – Reinigen, Harmonisieren und Aufbauen – einhalten?

Für tiefgehende Wirkung auf alle Fälle empfehlenswert. Zur Raumbeduftung reicht auch ein einzelner angenehmer Duft.

### Beeinträchtigt das Räuchern die Atemwege von Mensch und Tier, oder ist es gar ungesund?

Nein, bei richtiger Handhabung nicht (Kohle durchglühen lassen, bis sie weiß ist, Räucherwerk immer entfernen, bevor es brenzlig riecht). Natürlich darf man den Rauch nicht unmittelbar über der Kohle inhalieren. Für Babys, Kleinkinder, kranke Menschen, Tiere und alle, die empfindsame Atemwege haben, ist es am besten, einen Raum zu beräuchern, kurz zu lüften und sie erst dann in den sanft duftenden Raum eintreten zu lassen.

### Kann ich für andere Personen etwas räuchern?

Ja, mit deren Zustimmung. Heimlich oder in deren Abwesenheit zu räuchern ist eine Verletzung des persönlichen Freiraumes oder Manipulation – auch wenn es gut gemeint ist. Einfach vorher fragen!

### Warum wird mir bei Weihrauchduft schlecht?

Weil er anhebend wirkt (also auch den Magen anhebt), wenn man nicht gut geerdet ist – also z. B. auf nüchternen Magen –, oder wenn man eher ein kopflastiger Typ ist. Oder weil es negative Erfahrungen damit gegeben hat. Wenn vorher gereinigt und harmonisiert wurde, ist Weihrauch für jeden gut verträglich!

### Warum nimmst du nicht nur heimische Pflanzen?

Weil wir mit allem und allen vernetzt sind und wir es heute mit Energien aus der ganzen Welt zu tun haben.

Räuchern ist völkerverbindend – gerade in Zeiten der Ausgrenzung und Fremdenangst. Pflanzen aus warmen Klimazonen enthalten mehr ätherische Öle und duften balsamisch. Achtsame Rohstoffbeschaffung ist auf jeden Fall sehr wichtig.

### Was ist mit Bioware – gibt es da Unterschiede?

Wir verwenden fast ausschließlich Bioware. Generell ist die Qualität von Bioware höher.

### Welcher Weihrauch ist der beste?

Weihrauch ist Geschmackssache (wie z. B. auch Wein). Der balsamische Duft (der aus richtiger Ernte resultiert) entscheidet über die Qualität, nicht nur die Größe der Weihrauchtränen. Finde den Weihrauchduft, der dir am besten zusagt!

### Wie reagieren Tiere aufs Räuchern?

Auf die Düfte (speziell, wenn es ausgewogene Mischungen sind) reagieren sie entspannt und genießen sie. Bei offenem Feuer (beim Anzünden) oder qualmendem Rauch können sie sich ängstlich zeigen, deshalb ist ein achtsamer Erstkontakt wichtig.

### Werde ich ausgelacht, wenn ich mit dem Wunsch zu räuchern nach Hause oder in die Firma komme?

Das kann eine erste Reaktion auf Neues oder Unbekanntes sein, und es gibt immer noch viele Vorurteile.

Darum braucht es Mut, das Räuchern zu teilen. Es liegt an uns, Wissen und Bewusstheit über dieses wunderbare Werkzeug weiterzugeben. Du musst niemanden davon überzeugen. Werde Botschafter des Räucherns, indem du selbst seine Wirkung genießt und anderen die Zeit lässt, sich in ihrem Tempo darauf einzulassen.

### Wie kann ich die Indigo-Methode für mich nutzen?

Durch den effizienten und logisch nachvollziehbaren Ablauf beim Ausräuchern. Die drei Schritte Reinigen (–), Harmonisieren (∞) und Kraft aufbauen (+) sind dem Vorbild von Wendepunkten in der Natur nachempfunden: Sonnenuntergang, Dämmerung, Sonnenaufgang oder Herbst, Winter, Frühling/Sommer. Durch das Räuchern kann man selbst einen »Wendepunkt« setzen oder Zeiten der Veränderungen unterstützend begleiten.

Man erlangt schnell einen Überblick über Fähigkeiten und Wirkung der Räucherpflanzen durch die Zuordnung zu den Elementen Feuer, Wasser, Luft, Erde und Äther. Anfänger wie Fortgeschrittene finden einfach die passende Pflanze zur direkten Anwendung beim Räuchern oder für das Erstellen einer Räuchermischung.

Durch die Minus-Plus-Liste (→ Seite 58) wird das Problem oder der Beweggrund für die Räucherung klarer, neue Ziele werden gesteckt, und die Wirkung kann selbst überprüft werden.

# Anhang

## LITERATURVERZEICHNIS

Marlis Bader, *Räuchern mit heimischen Kräutern,* Kösel Verlag 2003

Susanne Fischer-Rizzi, *Das Buch vom Räuchern,* AT Verlag 1996

Susanne Fischer-Rizzi, *Blätter von Bäumen,* AT Verlag 2007

Hanns Hatt, Regine Dee, *Das Maiglöckchen Phänomen,* Piper Verlag 2008

Friedrich Kaindlstorfer, *Die Heilkraft des Räucherns,* Kneipp Verlag 2016

## INTERESSANTE INTERNETSEITEN UND BEZUGSQUELLEN

www.duftklang.at
www.raeucherguru.info
www.raeuchern.at

# Register der Pflanzen und Harze

## Aus unserer Kompakt-Reihe

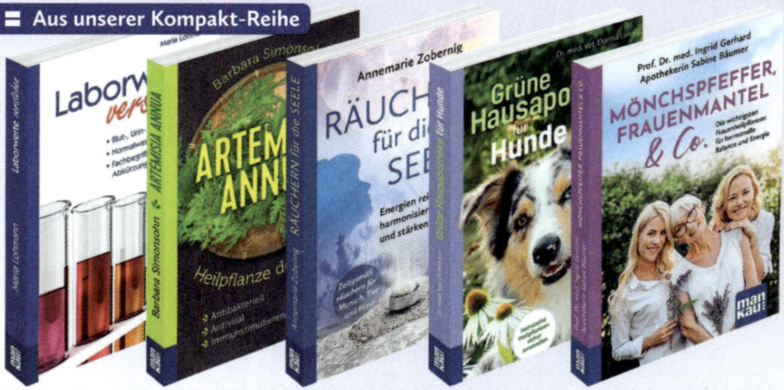


Alles auf einen Blick: **www.gesundheit-kompakt.info**

Casagrande: **Bachblüten in Schwangerschaft, Geburt und Stillzeit**
ISBN 978-3-86374-432-8

Drach-Schauer: **Kleine Fußschule**
ISBN 978-3-86374-617-9

Fischer: **Heimische Heil- und Vitalpilze**
ISBN 978-3-86374-710-7

Gerhard/Bäumer: **Mönchspfeffer, Frauenmantel & Co.**
ISBN 978-3-86374-775-6

Hätscher-Rosenbauer: **Kleine Augenschule**
ISBN 978-3-86374-314-7

Harnisch: **Moringa oleifera**
ISBN 978-3-86374-193-8

Haider-Wallner: **So klappt's mit dem Welt-Retten**
ISBN 978-3-86374-550-9

Höfler: **Energiequelle Beckenboden**
ISBN 978-3-86374-420-5

Höfler: **Kleine Rückenschule**
ISBN 978-3-86374-329-1

Kunisch: **Essbare Heilkräuter und Wildpflanzen**
ISBN 978-3-86374-788-6

Lohmann: **Laborwerte verstehen**
ISBN 978-3-86374-158-7

Lux: **Grüne Hausapotheke f. Hunde**
ISBN 978-3-86374-641-4

Lux: **Grüne Hausapotheke f. Katzen**
ISBN 978-3-86374-655-1

Neumayer: **Erste Hilfe bei Hitzewallungen & Co.**
ISBN 978-3-86374-435-9

Neumayer: **Multitalent Zink**
ISBN 978-3-86374-317-8

Reik: **Tai Chi für zwischendurch**
ISBN 978-3-86374-377-2

Rias-Bucher: **Garten-Smoothies**
ISBN 978-3-86374-199-0

Rias-Bucher: **Smoothies für Körper, Geist und Seele**
ISBN 978-3-86374-164-8

Rias-Bucher: **Winter-Smoothies**
ISBN 978-3-86374-181-5

Röcker: **Heilen mit Bachblüten**
ISBN 978-3-86374-661-2

Simonsohn: **Artemisia annua**
ISBN 978-3-86374-474-8

Simonsohn: **Baobab. Die heilsame Frucht des Apothekerbaums**
ISBN 978-3-86374-614-8

Simonsohn: **Brennnessel**
ISBN 978-3-86374-652-0

Simonsohn: **Die Schafgarbe**
ISBN 978-3-86374-778-7

Simonsohn: **Heilsame Küchenkräuter**
ISBN 978-3-86374-758-9

Simonsohn: **Holunder – Juwel der Hausapotheke**
ISBN 978-3-86374-717-6

Simonsohn: **Löwenzahn**
ISBN 978-3-86374-694-0

Simonsohn: **Salbei – Mutter aller Heilpflanzen**
ISBN 978-3-86374-706-0

Simonsohn: **Zistrose**
ISBN 978-3-86374-611-7

Straubinger: **Säure-Basen-Balance**
ISBN 978-3-86374-255-3

Weidinger/Weidinger: **Achtsamkeit für jeden Tag**
ISBN 978-3-86374-261-4

Wolffskeel: **Die 12 Salze des Lebens**
ISBN 978-3-86374-129-7

Wormer: **Fibromyalgie**
ISBN 978-3-86374-211-9

Wormer: **Natürliche Antidepressiva**
ISBN 978-3-86374-664-3

Zobernig: **Räuchern für die Seele**
ISBN 978-3-86374-535-6

**Unsere Bücher erhalten Sie in Ihrer Buchhandlung!**
Besuchen Sie auch unsere Internetseite mit Webshop, Leseproben, Autorenvideos, Newsletter und mehr: **www.mankau-verlag.de**

mankau